T4-AKY-463

CURACIÓN
PARA LOS TRAUMAS
EMOCIONALES

David A. Seamands

CURACIÓN
PARA LOS TRAUMAS
EMOCIONALES

editorial clie

Libros CLIE
Galvani, 113
08224 TERRASSA (Barcelona)

CURACIÓN PARA LOS TRAUMAS EMOCIONALES

© 1981 by S.P. Publications, Inc.

© 1986 por CLIE para la versión española

Versión española: Eliseo Vila

Depósito Legal: B. 9.435-1990
ISBN 84-7645-155-5

Impreso en los Talleres Gráficos de la M.C.E. Horeb,
E.R. nº 265 S.G. –Polígono Industrial Can Trias,
c/ Ramón Llull, s/n– 08232 VILADECAVALLS (Barcelona)

Printed in Spain

ÍNDICE

PRÓLOGO

Cuando, hace algunos años, la práctica de la curación de los recuerdos llegó a ser un tópico popular, un psicólogo amigo me dio un buen consejo: «Escucha las cassettes de David Seamands. Son concisas, bíblicas y presentan las explicaciones más claras que ha dado nadie sobre este tópico.»

Ahora, el Dr. Seamands ha venido ampliando sus ideas y ha formado un libro que reúne a la vez teología bíblica clara, buena psicología y sentido común práctico. El autor escribe sobre la ira, la culpa, la depresión, la inferioridad y el perfeccionismo, este sentimiento constante y dominador de que nunca somos «bastante buenos». Luego, nos lleva al corazón del dolor emocional que se arrastra, y nos muestra la forma en que podemos hallar liberación permanente de nuestro tumulto interior y nuestros sentimientos heridos.

Este libro evita respuestas simplistas, condenación facilona y vocabulario confuso. En vez de ello, el Dr. Seamands escribe lleno de compasión, gracia y comprensión, todo ello sazonado de buen humor y anécdotas vivas y cálidas sobre personas reales. Aquí tenemos al pastor bondadoso y sensible que comparte nuestras penas con nosotros, y que al mismo tiempo no vacila en impartir verdades bíblicas y aconsejar a la persona atribulada y en busca de respuestas.

A causa del respeto profundo que tengo a los muchos talentos de David Seamands, abrí el libro con grandes expectativas. No quedé decepcionado después de leerlo. El libro me resultó interesante, lleno de información y útil a nivel personal. Estoy agradecido por tener el privilegio de poder recomendar con entusiasmo las páginas que siguen.

GARY R. COLLINS, Ph. D.
Profesor y Chairman,
División de Psicología y Prácticas de Consejo
Pastoral. Trinity Evangelical Divinity School.

PREFACIO

En mi experiencia pastoral pronto descubrí que estaba fracasando en mi intento de ayudar a dos grupos de personas en el curso regular del ministerio de la iglesia. Sus problemas no se resolvían por medio de la predicación de la Palabra, la entrega a Cristo, el ser lleno por el Espíritu, la oración ni los sacramentos.

Vi que un grupo era empujado a la futilidad y la falta de confianza en el poder de Dios. Si bien oraban desesperadamente, sus oraciones sobre problemas personales parecía que no eran contestadas. Se sometían a toda clase de disciplina cristiana, pero sin resultado. Cuando ponían el viejo disco de sus derrotas anteriores, la aguja se quedaba atascada en pautas emocionales repetitivas. A medida que persistían observando los deberes de la oración, cumpliendo y profesando, se iban hundiendo más y más profundamente en la desilusión e incluso en el abatimiento.

Vi a otro grupo que progresaba, pero sobre un mundo falso, irreal. Éstos reprimían sus sentimientos interiores y se decían a sí mismos que no había nada que fuera mal, que todo iba bien, porque «los cristianos no pueden tener estos problemas». En vez de hacer frente a sus problemas, los embadurnaban con un barniz de versículos de la Escritura, términos teológicos y lugares comunes banales.

Los problemas que ellos negaban pasaban a un plano inferior, desaparecían de la vista, hundiéndose, pero más tarde volvían a aparecer en la forma de dolencias, excentricidades, matrimonios horriblemente desgraciados y, algunas veces, incluso con graves daños emocionales para sus hijos.

Durante este período de descubrimiento, Dios me mostró que los métodos y avenidas del ministerio corriente nunca iban a resolver o mejorar estos problemas. Y Él empezó a capacitarme para abrir mi propio corazón a un autodescubrimiento personal, y a nuevas profundidades de amor curativo en mi propio matrimonio, mis hijos y mis amigos íntimos.

Dios me llevó entonces a ampliar mi ministerio pastoral mediante la inclusión del cuidado y oración especiales para las emociones dañadas y los recuerdos no curados.

En los veinte años que he venido predicando, enseñando, aconsejando y distribuyendo cassettes sobre el tema, he oído de millares de cristianos, antes derrotados, que han hallado liberación para sus viejos problemas emocionales y han experimentado la curación de recuerdos que antes les paralizaban.

En este libro vas a encontrar a algunas de estas personas. Leerás acerca de actitudes y sentimientos que te son familiares a ti o a alguien a quien amas.

Si ves alguna semejanza en los casos presentados con los de personas reales que tú conoces, los cuento precisamente con toda intención. Todas las personas que aparecen en este libro están bien vivas, y sus historias las uso con su permiso. Los nombres y las circunstancias de localización, etc., han sido cambiadas para proteger la confidencia.

Toda semejanza que veas con tu vida puede parecerte una coincidencia, pero también es intencional. Porque la mayoría tenemos las mismas necesidades y anhelos.

Ruego a Dios que estos capítulos puedan ser útiles para presentar los caminos de Dios en la curación de las emociones traumatizadas, sacar a otros de vías muertas y transformar a cristianos paralizados en fuentes de curación y estímulo.

DAVID A. SEAMANDS
The Methodist Parsonage
Wilmore, Kentucky.

Tomó Él mismo nuestras enfermedades, y cargó con nuestras dolencias.

Mateo 8:17

Y de igual manera, también el Espíritu nos ayuda en nuestra debilidad; pues qué es lo que hemos de pedir como conviene, no lo sabemos, pero el Espíritu mismo intercede por nosotros con gemidos indecibles. ...conforme a la voluntad de Dios.

Romanos 2:26, 27

1

LAS EMOCIONES TRAUMATIZADAS

Un domingo por la noche, en 1966, prediqué un sermón titulado «El Espíritu Santo y la curación de nuestras emociones traumatizadas». Fue la primera ocasión en que me aventuré en esta área, y estaba convencido de que Dios me había dado este mensaje, pues de lo contrario no habría tenido el valor de predicarlo. Lo que dije aquella noche sobre la curación de los recuerdos y emociones heridas ahora ya es cosa vieja. Podéis encontrarlo en una multitud de libros. Pero entonces no era viejo.

Cuando me levanté para predicar, miré hacia la congregación y vi al Dr. Smith, ya de avanzada edad y muy querido. El Dr. Smith había formado una parte importante de mi adolescencia. Cuando mi esposa Helen y yo supimos que habíamos sido designados para este nuestro pastorado actual, se nos presentaron en la mente unas cuantas caras conocidas, de personas ya mayores, que nos causaron algo de inquietud. El Dr. Smith era una de ellas, porque me preguntaba cómo podría yo ser su pastor. Él mismo me había hecho temblar más de una vez cuando él predicaba, siendo yo un muchacho, y aún me sentía inquieto entonces en su presencia.

Cuando le vi en la congregación aquella noche, el corazón me dio un salto. Pero seguí adelante y prediqué el mensaje que sentía que Dios me había dado. Después del servicio, que fue seguido de un rato maravilloso para muchos en el altar de la oración, el Dr. Smith se quedó sentado en la congregación. Yo estaba orando con las personas en el altar, y desde el fondo de mi mente estaba orando para que se marchara. Pero no se marchó. Finalmente vino al altar y, en su forma áspera, inimitable, me dijo: «David, quisiera verte en tu despacho.»

Todas las imágenes del pasado surgieron y el muchachito asustado que llevaba dentro siguió al anciano. Cuando me senté, estaba bajo la misma impresión que probablemente sintió Moisés ante el fuego y el humo del monte Sinaí. Pero me equivocaba del todo con respecto a él: no había pensado que el Dr. Smith era muy distinto. Le había estereotipado según le veía de niño, y no podía verle tal como era.

Muy amablemente, el Dr. Smith me dijo:

—David, nunca he oído un sermón semejante a éste, pero quiero decirte algo.

Se le humedecieron un poco los ojos. Había sido un evangelista destacado. Había predicado durante muchos años y había ganado a muchos millares para Cristo. Era, verdaderamente, un gran hombre, pero cuando él echó una mirada hacia atrás a su propio ministerio, dijo:

—Mira, siempre había un grupo de personas a las cuales nunca pude ayudar. Eran personas sinceras. Creo que muchas de ellas eran cristianos llenos del Espíritu. Pero tenían problemas. Me traían estas cosas a mí y yo trataba de ayudarles, pero por más que usaran la Escritura o la oración, nunca parecían llegar a un liberación definitiva.

Luego me dijo:

Yo siempre me sentí culpable en mi ministerio, David. Pero creo que tú ahora vas en buena dirección. Trabaja de firme, desarrolla esta idea. Sigue predicando sobre esto, porque creo que has encontrado la respuesta.

Cuando el Dr. Smith se levantó eran *mis* ojos los que estaban humedecidos.

—Gracias, Dr. Smith —le dije.

Pero, más que nada, estaba diciendo por dentro: «Gracias, Señor, porque me has dado confirmación por medio de este querido anciano.»

El problema

A lo largo de quince años, a medida que hemos ido esparciendo cassettes por todo el mundo, he recibido cartas y testimonios que me han confirmado en la creencia de que hay otro reino de problemas que requiere una clase de oración especial y un nivel más profundo de curación por medio del Espíritu. En algún punto entre nuestros pecados, por un lado, y nuestras enfermedades, por otro, hay un área que la Escritura llama «dolencias» o «debilidades».

Podemos explicar esto por medio de una ilustración de la naturaleza. Si vas al Oeste lejano, verás las gigantescas seguías en la familia de los pinos. En la mayoría de los parques en el tocón de un árbol que ha sido cortado, los naturalistas pueden mostrarte y señalarte los anillos del árbol que revelan la historia de su desarrollo año tras año. Aquí tenemos un anillo que representa un año en que hubo una terrible sequía. Aquí un par de anillos de años en que hubo mucha lluvia. Aquí otro en que cayó un rayo sobre el árbol. Aquí hay anillos de años de crecimiento normal. Este otro anillo muestra un incendio en el bosque, que casi destruyó el árbol. Este otro, una peste que lo afectó. Todo esto se halla dentro del corazón del árbol, representando la autobiografía de su crecimiento.

Y esto es lo que nos ocurre a nosotros. Un poco por dentro de la corteza protectora, la máscara que protege y esconde, están los anillos que registran nuestras vidas.

Hay cicatrices de penas profundas, antiguas, como cuando un niñito desciende las escaleras una mañana de Navidad y espera hallar, bajo el arbolito, algo precioso en el calcetín, pero todo lo que encuentra es una piedra como castigo por alguna travesura trivial infantil. Esta cicatriz le ha corroído por dentro, causándole toda clase de dificultades interpersonales.

Aquí hay una mancha descolorida, trágica, que ha enturbiado toda su vida... cuando muchos años atrás, a escondidas, en algún lugar secreto, un hermano mayor se llevó a su hermanita y la puso al corriente, de modo práctico, de las miserias del sexo, no ya de sus misterios.

Y aquí vemos la presión de un recuerdo reprimido, penoso... el tratar de detener a un padre borracho que está a punto de matar a la madre, y luego de arrancarle el cuchillo de las manos. Estas cicatrices han sido enterradas en el dolor durante tanto tiempo, que están causando un rencor y un sufrimiento inexplicables. Y estas heridas no las toca la conversión ni la gracia santificadora, o los beneficios ordinarios de la oración.

En los anillos de nuestros pensamientos y emociones es donde está el recuerdo; los recuerdos persisten, y están vivos. Y, de modo directo y profundo, afectan a nuestros conceptos, a nuestros sentimientos y a nuestras relaciones. Afectan a la manera en que miramos la vida y a Dios, a los demás y a nosotros mismos.

Nosotros los predicadores hemos dado a nuestros oyentes la idea equivocada de que el nuevo nacimiento y el ser «llenos del Espíritu» van a resolver de modo automático todos estos traumas y conflictos emocionales. Pero no es así. Una gran crisis en que experimentamos a Jesucristo, por importante y valiosa que sea eternamente, no es un atajo para la salud emocional. No es una cura rápida para los problemas de la personalidad.

Es necesario que entendamos esto, ante todo, a fin de que podamos vivir teniendo compasión de nosotros mismos y permitir al Espíritu Santo que cure en nosotros las heridas y la confusión. Necesitamos entender también esto a fin de no juzgar a los demás con severidad excesiva, sino que tengamos paciencia con su comportamiento confuso y contradictorio. Al hacerlo, nos abstendremos de criticar injustamente y juzgar mal a nuestros hermanos en Cristo. No son hipócritas, falsos o mentirosos. Son personas como tú y como yo, con sus penas, heridas y cicatrices y con una programación equivocada que interfiere en su comportamiento presente.

Si entendemos que la salvación no nos da la salud emocional instantánea, obtenemos una comprensión básica de la doctrina de la santificación. Es imposible saber hasta qué punto una persona es cristiana juzgando meramente a base de su conducta exterior.

¿No es verdad que los conoceremos por los frutos? (Mt. 7:16). Sí; pero también es verdad que hemos de comprenderlos según sus raíces o sea pasado, y no juzgarlos. Aquí tenemos a Juan, que puede parecer más espiritual y responsable como cristiano que Enrique. Pero, en realidad, considerando las raíces de Juan y el terreno excelente en que ha crecido, en comparación, Enrique puede ser un santo. Puede que haya progresado mucho más que Juan en la conformación real a la imagen de Jesucristo. ¡Qué poco cristiano y qué erróneo es juzgar a la gente de modo superficial!

Algunos pueden objetar: «¿Qué es lo que está haciendo? ¿Rebajando los estándares? ¿Está negando que el poder del Espíritu Santo puede curar nuestros viejos problemas? ¿Está tratando de facilitar excusas y coartadas para eludir la responsabilidad, de modo que podamos echar la culpa a la vida, la herencia, los padres, los maestros, los novios o los cónyuges y así explicar nuestras derrotas y fracasos? O sea, en las palabras de san Pablo: «¿Seguiremos pecando para que la gracia abunde?» (Ro. 6:1).

Y yo contestaría con las palabras de Pablo: «¡De ninguna manera!» Lo que estoy diciendo es que hay ciertas áreas en nuestra vida que necesitan una curación especial por el Espíritu Santo. Porque no están sometidas a la oración, la disciplina y la fuerza de voluntad ordinarias, sino que necesitan una comprensión especial, para «desaprender» una programación anterior o pasada errónea y volver a aprender y a programar de modo que nuestras mentes sean transformadas, renovadas. Y esto no se hace de la noche a la mañana, mediante una crisis experimental.

Dos extremos

El comprender estas cosas nos protegerá de caer en uno de dos extremos. Algunos cristianos ven la cola del diablo en todo lo que se mueve. Permitidme que diga una palabra cariñosa, pero firme, a los cristianos jóvenes o inmaduros. A través de los siglos la Iglesia ha tenido mucho cuidado antes de declarar que una persona está poseída por el demonio. La posesión demoníaca *es* algo real, existe. En algunas ocasiones raras, durante mis muchos años de ministerio, me he sentido impulsado a usar la autoridad del nombre de Jesús para echar lo que yo creí que era un espíritu maligno, y he visto liberación y curación.

Pero sólo los cristianos cuidadosos, llenos de oración, maduros, llenos del Espíritu, deberían intentar en algún caso algo del tipo del exorcismo. He pasado mucho tiempo en el despacho aconsejando y tratando de volver a juntar los pedazos rotos de personas que quedaron decepcionadas y desoladas porque algún cristiano inmaduro intentó echar demonios imaginarios de su interior.

El otro extremo es un síndrome que peca por sus respuestas simplistas e ineficaces: «Lee la Biblia. Ora. Ten más fe. Si estuvieras en buen estado espiritualmente no tendrías este problema. No te dejes deprimir. Nunca tendrás compulsiones o dificultades sexuales.»

Sin embargo, las personas que dicen estas cosas son muy crueles. Sólo están amontonando más peso sobre la persona que ya no puede llevar su carga, que está dolorida y lucha en vano por desprenderse de un problema emocional arraigado. Ella se siente culpable por el problema; cuando alguien le hace sentirse peor por este motivo, no hace más que doblar su carga de culpa y abatimiento.

Quizás hayas oído la historia del hombre que estaba viajando en un avión. Cuando a la hora de la comida le entregaron un paquete en que iba envuelto lo que había de comer; lo abrió y vio que entre las hojas de la lechuga se paseaba una gran cucaracha.

Al llegar a su casa escribió indignado una carta al presidente de la compañía. A los pocos días recibió una carta certificada del presidente. Le pedía mil perdones: «Esto fue algo excepcional. Pero no se preocupe, el avión fue fumigado; arrancamos incluso la tela de los asientos; tomamos medidas disciplinarias contra la azafata, es posible que se la despida; etc., etc. Por ello esperamos que seguirá viajando en los aviones de nuestra Compañía.»

El hombre quedó muy bien impresionado. Pero notó que a la carta recibida se había adherido por accidente la suya propia. Cuando le dio un vistazo, advirtió que al pie había una nota en lápiz rojo: «Contéstese con la carta corriente de las cucarachas.»

Con frecuencia, a las personas que sufren de problemas emocionales les contestamos con la carta corriente de las cucarachas. Les damos respuestas banales, que no resuelven nada, y les llevamos a una mayor desilusión y desazón.

La evidencia

¿Qué son estas emociones dañadas, lastimadas o heridas? Una de las más comunes es un *sentimiento profundo de falta de valor*, un sentimiento continuo de ansiedad, inadecuación e inferioridad, que es como si royera por dentro, diciendo: «No valgo para nada. No sirvo para nada. Nunca seré nada. Nadie va a quererme. Todo lo que hago está mal.»

¿Qué le ocurre a esta clase de persona cuando se hace cristiana? Parte de su mente cree en el amor de Dios, acepta el perdón de Dios y se siente en paz durante un tiempo. Luego, de repente, en su interior todo se alborota y exclama: «¡Esto es una mentira! ¡No lo creas! ¡No ores! No hay nadie arriba para escucharte. No le importas a nadie. No hay nadie que alivie tu ansiedad. ¿Cómo es posible que Dios ame y perdone a una persona como tú? ¡Eres demasiado malo!

¿Qué es lo que ha ocurrido? Las buenas nuevas del Evangelio no han penetrado en su ser interior traumatizado, que también necesita ser evangelizado. Sus cicatrices interiores profundas deben ser tocadas y sanadas por el bálsamo de Galaad.

Luego, hay otra clase de los que, por falta de un término mejor, diremos que padecen de un *complejo perfeccionista*. Éste es el sentimiento interno que dice: «No puedo nunca conseguir lo que deseo. Nunca hago nada bastante bien. No puedo complacerme a mí mismo, a los otros, ni a Dios.» Esta clase de persona siempre está buscando, esforzándose, palpando a tientas; generalmente se siente culpable, acosado por el aguijón de un «debo» interno. «Debería poder hacer esto. He de hacerlo. Tengo que ser un poco mejor.» Siempre está tratando de subir, pero nunca llega.

¿Qué le pasa a esta persona cuando se hace cristiana? Es trágico, pero generalmente transfiere su perfeccionismo a su relación con Dios, a quien ve ahora como una figura arriba del todo de una escalera. Se dice: «Voy a subir ahora hasta Dios. Soy su hijo, quiero complacerle más que ninguna otra cosa.»

Así que sigue encaramándose, peldaño tras peldaño, trabajando de firme, hasta que le sangran los nudillos y las plantas de los pies. Finalmente llega arriba, sólo para hallar que su Dios ha subido tres peldaños más; así que decide esforzarse un poco más. Sigue subiendo, pero cuando llega allí, su Dios ha subido otros tres peldaños.

Hace algunos años recibí una llamada telefónica de la esposa de un pastor amigo mío, que me pedía consejo respecto a su marido que había sufrido un colapso nervioso completo. Cuando nos dirigíamos al hospital empezó a hablarme de él.

—No comprendo a Bill. Es como si llevara dentro a un negrero que le estuviera dando latigazos constantemente. No puede descansar, no puede aflojar. Siempre está agotado. Siempre está lleno de trabajo. La gente le ama; harían todo lo que podrían por él, pero él no les deja. Esto sucede desde hace tantos años que finalmente ha sucumbido del todo.

Empecé a hacer visitas a Bill, y cuando ya estaba bastante bien para hablar con franqueza, me contó algo de su hogar y de su niñez. Como Bill crecía, deseaba complacer siempre a sus padres. Intentó en vano ganar la aprobación de su madre ayudándole a poner la mesa. La madre siempre le decía: «Bill, has puesto los cuchillos en el lado que no debías.» Los ponía en el lugar debido. «Ahora has puesto los tenedores mal.» Después eran los platos de la ensalada. Era imposible complacerla. Tampoco podía complacer a su padre por más que lo intentara. Traía de la escuela notas con B y con A (notables y aprobados). Su padre miraba la tarjeta y le decía: «Bill, creo que, si te esfuerzas, vas a sacar sólo notables, ¿no?» Así que estudiaba más, y más, hasta que un día todo eran notables. Su padre le dijo: «¿Ves como si te esfuerzas sacas mejores notas? Creo que podrías sacar sobresalientes.» Con mucho esfuerzo vino un semestre en que todo eran sobresalientes. Emocionado, corrió a su casa, seguro de que pondría contentos a sus padres. Su padre miró la tarjeta y dijo: «Bueno, ya conozco a estos maestros. Son de los que siempre dan sobresalientes.»

Cuando Bill llegó a ser pastor, todo lo que hizo fue trocar una madre y un padre por centenares de ellos: la congregación pasó a ser un montón de padres difíciles de contentar. Nunca podía satisfacerlos, hiciera lo que hiciera. Finalmente se derrumbó bajo el peso de su lucha por conseguir que todos aprobaran lo que él hacía y demostrar lo que él podía hacer.

Estaban haciendo una entrevista a un famoso teólogo de los de «Dios ha muerto». El periodista le preguntó: «¿Qué quiere decir cuando dice *Dios*?»

—Dios, para mí, es la vocecita interior que siempre está diciendo: «¡No basta con esto! ¡No basta con esto!»

No nos dijo mucho acerca de Dios, pero sí nos dijo mucho sobre su propia personalidad traumatizada. Y supongo que las personas enfermas van a producir teologías enfermas. ¡Oh, hasta qué punto el complejo perfeccionista derrota a la gente en la vida cristiana! ¡E incluso mantiene a muchos fuera de su reino!

Luego, hay otra clase de emoción lastimada a la que vamos a llamar *supersensible* o *hipersensible*. La persona hipersensible, en general, ha sido herida profundamente. Trata de buscar amor, aprobación y afecto, pero en vez de ello consigue lo opuesto, y por dentro está lleno de cicatrices. Algunas veces ve cosas que las otras personas no ven, y tiende a sentir cosas que los otros no sienten.

Un día iba yo andando calle abajo, cuando vi al hipersensible Carlitos que venía hacia mí. Por lo general, hago mucho caso de él, pero aquel día iba de prisa y simplemente le dije:

—Hola, Carlitos, ¿cómo estás? —y seguí adelante.

Apenas llegué a mi despacho, cuando me llamó un miembro de la iglesia por teléfono y me preguntó:

—¿Está usted enfadado con Carlitos?

—¿Con Carlitos? ¿Qué Carlitos?

—Bueno, bueno. Usted ya lo sabe, Carlitos Olson.

—¿Cómo? ¡Claro que no! Hoy mismo le he visto por la calle.

Entonces se me ocurrió que no le había prestado a Carlitos toda la atención que acostumbro, sabiendo que es hipersensible.

¿Has oído alguna vez la historia de un hombre que era tan hipersensible que tuvo que dejar de ir a ver partidos de fútbol americano? El caso es que cuando los jugadores se juntaban en un corro para discutir la próxima jugada, pensaba siempre que estaban murmurando de él.

Las personas hipersensibles necesitan siempre que se apruebe lo que dicen o hacen. Nunca se les puede dar bastante. Y algunas veces parecen insensibles. Han sido heridos de mala manera, de modo que, en vez de mostrarse sensibles, como es normal, lo cubren con una capa de firmeza, dureza, severidad. Quieren vengarse y herir a otros. Así que, sin que ellos mismos se den cuenta, acosan a los que les rodean, les lastiman y quieren dominarlos. Emplean el dinero, la autoridad, la posición, el sexo, o incluso sermones, para herir a otros. ¿Afecta también esto a su experiencia cristiana? Sí, y muy profundamente.

Hay, también, las personas que están llenas de *temores* de todas clases. Quizás el mayor de todos ellos es el temor de fracasar. Estas personas magulladas temen perder en el juego de la vida y, por ello, se defienden de una manera simple: nunca entran en el jugo, están sentadas tras la barrera. Dicen: «No me gustan las reglas de este juego.» O «no me gusta el árbitro». «La pelota no es redonda.» «Las porterías no están bien.»

Recuerdo que hace algunos años estaba hablando con un viajante que vendía coches usados. Mientras estábamos mirando el escaparate de una sala de venta, vimos a un individuo que iba de un lado a otro dándoles pataditas a los neumáticos. También levantaba, a veces, el capó del motor y empujaba los guardabarros. El vendedor dijo, asqueado:

—Eche una mirada a este sujeto. Va dándole pataditas a los neumáticos. Esta gente son una plaga. Pasan aquí horas, pero nunca compran un coche. Nunca se deciden. Dirá que las ruedas no están alineadas. O que se oye un ruidito en el motor. Nadie más oye el ruidito, pero ellos sí lo oyen. Siempre hay algo que va mal. Tienen miedo a escoger; nunca se deciden; siempre hallan excusas.

La vida está llena de gente que da pataditas a las ruedas, gente que teme al fracaso, que está asustada de tomar una decisión equivocada. ¿Qué le ocurre a la gente cuando entra en la vida cristiana? El creer es un gran riesgo; es muy difícil. Las decisiones le son muy difíciles. La fe cuesta mucho. El dar testimonio es difícil. El lanzarse en el Espíritu Santo y entregarse realmente a Dios es casi siempre un trauma. La disciplina es difícil. Las personas temerosas viven sólo de *Con tal que...*, *Si acaso... Si pasara esto, o aquello, o lo de más allá, entonces todo iría bien.* Pero como estos *si, si* nunca se presentan, muy pocas veces realizan lo que desearían hacer. Los temerosos son los indecisos y los derrotados.

Toda el área sexual de la persona está mezclada de modo intrincado con las demás, pero requiere que se le preste una atención especial.

Cuando el apóstol Pablo escribió su primera epístola a los Corintios, trató de toda clase imaginable de problemas humanos, y algunos que casi son inimaginables. Habló de reyertas, divisiones, procesos ante los tribunales, contiendas por cuestiones de propiedades, y varias clases de dificultades sexuales, desde el incesto a la prostitución. Habló de las relaciones prematrimoniales, de las relaciones matrimoniales y de las relaciones postmatrimoniales. Escribió sobre la viudez, el divorcio, el vegetarianismo, el emborracharse en la mesa de comunión, del hablar en lenguas, de la muerte y los entierros, de las colectas, y ¡de hacer encuestas de cada uno de los miembros de la iglesia!

Pero empezó su carta diciendo que había decidido «no saber entre vosotros cosa alguna sino a Jesucristo, y a éste crucificado» (1.ª Cor. 2:2). Esto significa que nuestro Evangelio es sumamente práctico y se ocupa de aquello que es importante en la vida. Gran parte de la carta de Pablo tiene que ver con los problemas sexuales.

Como nosotros los norteamericanos nos hemos criado en la indisciplina, la indecencia y la sensualidad, estamos viviendo en una Corinto moderna. En nuestra sociedad es muy difícil que alguien llegue a la edad adulta sin haber sufrido algún percance en el ámbito de lo sexual de su personalidad.

Estoy pensando en las docenas de personas que han acudido a mí en busca de ayuda. Recuerdo a una señora que me oyó hablar en su iglesia y más tarde hizo un viaje de 1.200 millas en coche para venir a verme. Recuerdo a un hombre que finalmente entró en mi despacho y me dijo que había dado once vueltas en el coche alrededor de la iglesia, hasta que pudo acumular las fuerzas que le permitieron entrar para venir a verme. Estas dos personas eran verdaderos cristianos, y los dos estaban luchando con problemas relacionados con la homosexualidad.

Estoy pensando en una joven de una universidad distante donde fui para una misión de predicación. No tengo la menor idea de su cara, porque mientras estuvo hablándome estaba vuelta de espaldas, con el abrigo tapándole la cara, sentada en un rincón, sollozando. Finalmente me dijo: «Tengo que decirlo a alguien, antes que explote.» Luego, todavía de cara a la pared, me contó la triste historia, que escuchamos más y más estos días, acerca de un padre que la había tratado, no como hija, sino como una esposa.

Estoy pensando en las docenas de jóvenes, chicos y chicas, que fueron alimentados con ideas falsas y dañinas por padres y predicadores con buena voluntad, pero ignorantes. Ahora no son aptos para el matrimonio, incapaces como maridos y esposas, de vivir sin miedo, sentimiento de culpa y vergüenza. ¿Dañados? Sí, seriamente dañados.

¿Tiene el Evangelio un mensaje para toda esta clase de personas dañadas emocionalmente? Porque si no ofrece curación para ellos, entonces mejor sería que pusiéramos un cerrojo en las puertas de nuestras iglesias, que dejáramos de jugar al cristianismo y calláramos la boca con respecto a las «buenas nuevas».

Reparaciones divinas

¿Efectúa Dios «reparaciones» en nosotros? Sí. Lo hace. Pablo escribió a los cristianos de Roma acerca del Espíritu Santo, que nos *ayuda en nuestras enfermedades* (Ro. 8:26). Muchas traducciones emplean otras palabras, como *debilidades, dolencias*. Un significado de la palabra *ayudar* tiene un sentido médico, sugiriendo la manera en que una enfermera ayuda en el proceso de curación. De modo que no es simplemente «hacerse cargo del otro lado», que es el significado literal del verbo, sino que el Espíritu Santo pasa a ser nuestro colaborador y ayudador, que obra junto con nosotros, en mutua participación, para nuestra curación.

¿Qué parte nos corresponde en la curación de nuestras emociones traumatizadas? El Espíritu Santo es, verdaderamente, el consejero divino, el psiquiatra divino, que se hace cargo de nuestro problema desde el otro extremo. Pero nosotros estamos en este extremo. Así, pues, ¿qué es lo que tú y yo debemos hacer en este proceso de curación?

Éste es el propósito preciso de este libro, y en él hallarás muchas sugerencias a medida que vayas leyendo. Sin embargo, en este punto, permíteme sugerir los principios bíblicos generales que debes seguir en todo momento de su lectura para hallar la curación de las emociones traumatizadas.

1. *Haz frente al problema de plano.* Con toda sinceridad, sin el menor tapujo y con la gracia de Dios, enfrentándote con este terrible recuerdo escondido de la infancia, por profundos que sean los sentimientos que llevas dentro. Reconócelo tú mismo de modo bien claro, y reconócelo ante otra persona. Algunos problemas no pueden ser resueltos nunca hasta que los confiesas a otro. «Confesaos vuestras faltas unos a otros, y orad unos por otros, para que seáis sanados» (Stg. 5:16). Algunas personas se pierden la curación interior profunda porque carecen del valor de dejar participar a otra persona del hecho del problema.

2. *Acepta tu responsabilidad en el asunto.* «Pero fue contra mí que se cometió el pecado —dices—. Yo fui la víctima. Usted no sabe lo que me sucedió.»

Es verdad, es verdad. Pero ¿cuál fue tu respuesta al hecho? ¿Qué me dices del hecho de que, como resultado, aprendiste a odiar, o adoptaste una actitud de resentimiento, o te escapaste a un mundo irreal?

Es posible que digas: «En mi casa no me hablaron nunca de cosas sexuales, y me hice mayor y entré en este mundo de maldad, inocente e ignorante, y me metí en todos estos problemas.» Ésta es la manera en que ocurrió la primera vez. Pero ¿qué me dices de la segunda vez, y la tercera? ¿De quién fue entonces la culpa? La vida es como un tapiz complicado, tejido con trama y urdimbre, telar y lanzadera. La herencia, el ambiente, las cosas sucedidas en la infancia, experimentadas en la relación con los padres, maestros, compañeros de juego, todos los sucesos negativos de la vida: todo esto son un lado del telar, y te dejan en la mano la lanzadera. Pero recuerda que tú pasas la lanzadera de un lado a otro del telar. Y esta acción, junto con tus respuestas, va tejiendo el diseño en el tapiz de tu vida. Eres responsable de tus acciones. Nunca vas a conseguir curación para tus emociones traumatizadas hasta que ceses de echar la culpa a los demás v aceptes tu parte de la responsabilidad.

3. *Pregúntate si quieres de veras ser curado.* Esto es lo que Jesús preguntó al paralítico que hacía treinta y ocho años que yacía en la cama (Jn. 5:6). ¿Quieres realmente ser curado o simplemente quieres hablar de tu problema? ¿Quieres usar el problema para conseguir simpatía de los demás? ¿Lo usas simplemente como una muleta, para poder andar cojeando?

El paralítico le contestó a Jesús: «Señor, no tengo quién me meta en el estanque... entretanto que yo voy, otro desciende antes que yo.» No intentaba mirar dentro de su corazón para saber si realmente quería ser sanado.

Vivimos en una época en que cada uno procura echar la culpa al otro en vez de hacer frente a sus propias responsabilidades. He trabajado con estudiantes de *college* durante muchos años, y algunas veces me pregunto de qué les sirven los títulos, como no sea para aguzar su ingenio para hallar excusas. Pregúntate: «¿Quiero realmente ser curado? ¿Estoy haciendo frente a mi responsabilidad en este asunto?»

4. *Perdona a todos los que están implicados en tu problema.* El hacer frente a la responsabilidad y perdonar a las personas son realmente dos lados de la misma moneda. La razón por la que algunas personas nunca han sido capaces de perdonar es que, si perdonaran, ya no tendrían a nadie a quien echar la culpa. El hacer frente a la responsabilidad y perdonar son casi la misma acción; y en algunos casos hay que hacerlo simultáneamente. Jesús dejó bien claro que no hay curación a menos que haya perdón profundo.

5. *Perdónate a ti mismo.* Hay muchos cristianos que dicen: «Sí, sé que Dios me ha perdonado, pero yo no puedo perdonarme a mí mismo.» Esta afirmación

se contradice a sí misma. ¿Cómo puedes realmente creer que Dios te ha perdonado, si luego tú no te perdonas a ti mismo? Cuando Dios perdona, entierra tus pecados en el mar de su perdón y de su olvido. Como dice Corrie Ten Boom: «Él pone un letrero a la orilla, que dice: No se permite pescar.» No tienes derecho a rastrear nada de lo que Dios ha perdonado y olvidado. Él lo ha echado a su espalda. Por medio de un misterio inescrutable, la omnisciencia divina de algún modo olvida nuestros pecados. Tú puedes perdonarte a ti mismo.

6. *Pídele al Espíritu Santo que te muestre en qué consiste el verdadero problema que tienes y cómo debes orar.* Pablo dice que a menudo no sabemos orar como deberíamos (Ro. 8:26). Pero el Espíritu Santo ruega en nosotros y a través de nosotros, y hace intercesión por nosotros. A veces el Espíritu Santo usa ayuda temporal en la forma de un consejero humano, el cual puede ayudarnos a percibir en qué consiste el problema real. Otras veces el Espíritu puede hacerlo a través de la Palabra de Dios o de algún incidente de la vida que de repente nos hace dar cuenta de nuestro problema real. Porque es importante que nos demos cuenta de cuál es el verdadero problema y sepamos cómo hemos de orar. Santiago nos recuerda que algunas veces no recibimos porque oramos pidiendo lo que no debemos (Stg. 4:3). Puede que sea esencial que te procures la ayuda de un consejero, o un pastor, o un amigo; entonces, juntos los dos, podéis pedir al Espíritu Santo que te muestre cuál es tu verdadera necesidad.

¿Recuerdas la historia de Henry Ford y de Charlie Steinmetx? Steinmetz era casi un enano, feo, deforme, pero tenía una inteligencia privilegiada en el campo de la electricidad, como pocos ha habido. Steinmetz construyó los grandes generadores para Henry Ford en su primera fábrica en Dearborn, Michigan. Un día estos generadores sufrieron una avería y la fábrica tuvo que parar. Trajeron mecánicos ordinarios y otros, pero no había manera de poner en marcha los generadores. Estaban perdiendo mucho dinero. Entonces Ford llamó a Steinmetz. Este genio llegó y empezó a manipular entre los generadores durante unas horas y después dio vuelta al interruptor y puso la gran fábrica de Ford en marcha otra vez.

Unos pocos días después Henry Ford recibió una factura de Steinmetz por un importe total de 10.000 dólares. Aunque Ford era muy rico, devolvió la factura con una nota: «Charlie, ¿no es una factura demasiado crecida para haber estado manipulando en los motores un par de horas?»

Steinmetz volvió a enviar la factura a Ford, pero esta vez decía: «Por manipular cosas en los motores: 100 dólares. Por saber lo que había que tocar: 9.900 dólares. Total: 10.000 dólares.» Henry Ford pagó la cuenta.

El Espíritu Santo sabe qué es lo que hay que manipular. Nosotros no sabemos qué es lo que hemos de pedir. A veces no recibimos porque pedimos mal. A medida que leas estos capítulos, pídele al Espíritu Santo que te muestre lo que necesitas saber acerca de ti mismo, y que te guíe en tus oraciones.

Por lo cual el reino de los cielos es semejante a un rey que quiso ajustar cuentas con sus siervos. Y al comenzar a ajustar cuentas, le fue presentado uno que le debía diez mil talentos. No teniendo él con qué pagar, su señor mandó que fuera vendido él, su mujer y sus hijos, y todo lo que tenía, y que se le pagase la deuda. Entonces aquel siervo se postró ante él, diciendo: «Señor, ten paciencia conmigo, y te lo pagaré todo.» El señor de aquel siervo, movido a compasión, le soltó y le perdonó la deuda.

Pero aquel siervo, al salir, se encontró con uno de sus consiervos, que le debía cien denarios; agarrándolo, le ahogaba, diciendo: «Págame lo que me debes»... y le echó a la cárcel, hasta que le pagase la deuda.

Entonces su señor, enojado, le entregó a los verdugos, hasta que pagase todo lo que le debía. Así también mi Padre celestial hará con vosotros si no perdonáis de corazón cada uno a su hermano sus ofensas.

Mateo 18:23-35

Perdónanos nuestras deudas, como nosotros perdonamos a nuestros deudores.

Mateo 6:12

2

LA CULPA, LA GRACIA Y EL COBRO
DE LAS DEUDAS

Por medio de esta parábola, Jesús presentó en color y sonido para sus discípulos su enseñanza sobre el perdón. La parábola está llena de ideas profundas sobre la curación espiritual y emocional. No deberíamos sorprendernos de ello. Jesús ha sido la única Persona que ha vivido de modo perfectamente sano y normal. Se nos dice que Él sabía lo que hay en el hombre, y en el nivel más profundo. Así que deberíamos esperar que sus verdades, sus enseñanzas, contengan las verdades psicológicas más penetrantes.

La parábola

Cuando el rey decide saldar sus cuentas, halla que un siervo le debe la suma fantástica de diez millones de dólares. Jesús usa una cantidad de dinero exorbitante en esta parábola. Todos los impuestos recaudados en las provincias de Judea, Idumea, Samaria, Galilea y Perea juntos llegaban sólo a 800.000 dólares. Pero lo exagerado de la cantidad es un punto esencial. La deuda de una persona a Dios y al prójimo es tan grande que no puede ser pagada nunca, como no podría un siervo, trabajando por unos pocos céntimos al día, ahorrar jamás bastante para pagar una deuda de diez millones de dólares.

El siervo se prostra de rodillas y pide clemencia. Era una clase especial de clemencia, *makrothumason*. Cada vez que se usa esta palabra en el Nuevo Testamento significa «una extensión del plazo, una prórroga». «Señor, ten paciencia conmigo. Demora el pago y te lo entregaré todo. Dame más tiempo.»

Vemos que la idea del siervo acerca del perdón era una cosa, y la del señor era otra. El señor, en su misericordia, le perdona la deuda y le suelta.

Pero este mismo siervo, cuando sale, ve a un consiervo suyo, otro trabajador, que le debe solamente veinte dólares. Lo agarra por el cuello y le dice: «Págame lo que me debes.» Cuando su compañero de trabajo no puede pagarle, el siervo no le muestra misericordia, sino que pone al deudor en la cárcel hasta que lo pague todo.

Entonces el señor vuelve a llamar al siervo y le dice: «Mira, yo te perdoné lo que me debías, y ahora tú tratas a tu consiervo de esta manera.» Así que, indignado, el señor le entregó a los alguaciles para que le metieran en la cárcel hasta que se lo pagara todo.

Ahora bien, esto ya es bastante serio, pero la declaración siguiente de Jesús es lo verdaderamente alarmante: «Así también mi Padre celestial hará con vosotros si no perdonáis de corazón cada uno a su hermano sus ofensas.»

Un momento, Jesús. ¿Qué es lo quieres decirnos? ¿Qué clase de imagen del Padre celestial es ésta? ¿Se trata de un error de traducción? No, la inferencia es clara. Para el que no perdona y no quiere perdonar, Dios será como un cobrador de deudas severo y estricto.

¿Se trata de una exageración, como la cantidad de dinero exorbitante, o bien se refiere a la vida futura, al castigo de los malvados? Puede que incluya a los dos, pero no tenemos que esperar hasta la vida futura para ver que las palabras de Jesús se cumplen. Porque, aquí mismo y ahora, la persona que no perdona se ve llena de sentimiento de culpa y resentimiento. Vive en una cárcel en la que se ve torturado por toda clase de conflictos internos emocionales.

Deudas y deudas

Implicado en la parábola de Jesús hay un cuadro de las relaciones humanas. El mundo está hecho para el perdón; está hecho para la gracia; está hecho para amar a todo lo que es vida.

Esta necesidad ha sido incrustada en la misma estructura de la naturaleza de las personas. En cada célula de nuestros cuerpos, en cada relación interpersonal. Estamos hechos para la gracia, para el amor y la aceptación.

Una de las definiciones bíblicas del pecado es «infracción de las leyes de Dios». Cuando uno quebranta estas leyes, en un sentido, está en deuda con ellas. La palabra *debe* tiene dos sentidos, el sentido de obligación y el de estar en deuda. «Debo hacer esto», pues, o «no debo hacer esto», significa que «estamos en deuda con respecto a Dios por algo», o «estamos en deuda con respecto a otra persona por algo».

Lo que es verdad con respecto a las leyes de Dios lo es también en el reino de las relaciones interpersonales. Nuestros *deberes* y nuestras *deudas* se refieren a otro. Cuando pecamos contra una persona decimos con frecuencia: «En alguna forma me siento en deuda hacia ella», o bien decimos: «Creo que tengo el deber de pedirle perdón»; o sea, que «le debo mis excusas», «debo excusarme». Cuando una persona sale de la cárcel, una vez sufrida la condena, se dice que ha pagado su *deuda* a la sociedad.

Jesús puso este concepto en el mismo corazón de la oración del Padrenuestro, cuando nos enseñó a orar: «Padre, perdónanos nuestras deudas, como nosotros perdonamos a nuestros deudores.» Un pastor, consejero, o quienquiera que trabaje en estrecha relación con otras personas, sabe que todo este sistema de deudas ha sido instilado en la personalidad humana de una manera ineludible. Hay un sentimiento de *deber,* de estar en *deuda,* un mecanismo automático por medio del cual estos cobradores internos se ponen en marcha. Procuramos pagar o satisfacer estos yerros, pagar las deudas que debemos o cobrar las deudas que otro nos debe a nosotros. Si nos sentimos indignados con nosotros mismos decimos: «Debo pagarlo todo.» O si estamos airados con otro, éste debe pagarnos: «Me las pagará.» De esta manera todo el proceso inexorable es puesto en marcha cuando la personalidad es entregada a los atormentadores internos. Son los carceleros que trabajan como cobradores de deudas en esta terrible cárcel.

Algunos recuerdan el método de la línea de defensa del equipo de fútbol americano de los «Rams» de Los Ángeles. Media tonelada de carne humana aplastaba a los contrincantes. Los llamaban la «Apisonadora». Jesús nos está diciendo que el que no perdona y no quiere perdonar es entregado a la «Apisonadora» de la culpa, al resentimiento, la ansiedad y la angustia. Estos cuatro producen tensión, conflictos y toda clase de problemas emocionales.

El Dr. David Belgum, comentando sobre el hecho alegado de que en nuestros hospitales hasta el 75 por ciento de las personas con enfermedades físicas tienen su enfermedad arraigada en causas emocionales, dice que estos pacientes están castigándose a sí mismos con sus enfermedades; y que sus síntomas físicos y sus colapsos pueden ser sus confesiones involuntarias de culpa (*Culpa: Punto de contacto de la Psicología y la Religión,* Prentice Hall, p. 54).

Causas de los problemas emocionales

Hace muchos años llegué a la conclusión de que las dos causas principales de la mayoría de los problemas emocionales entre los cristianos evangélicos son éstas: el fallo en comprender, recibir y vivir la gracia y perdón incondicionales de Dios, y el fallo en ofrecer amor incondicional, perdón y gracia a otras personas.

1. *El fallo en recibir el perdón.* Muchos somos como el siervo de la parábola. Como entendió mal la oferta del señor, pidió una prórroga en el pago. ¿Y qué sucedió? El señor, en su misericordia, le dio más de lo que él había pedido, más de lo que había soñado o incluso presentado en oración; le dejó en libertad y le perdonó las deudas.

Pero el siervo no escuchó lo que el señor le dijo. Pensó que su amo le había dado lo que pedía. ¿Y qué había pedido? Paciencia y prórroga del plazo: «Señor, no liquides la cuenta ahora conmigo. Acepta un nuevo pagaré para una fecha más distante, y te aseguro que te pagaré todo lo que te debo.» Y, en su orgullo y necedad moral, pensaba que podía pagar los diez millones de dólares si se le daba un plazo bastante largo. Pero el señor, en su misericordia, hizo borrón y cuenta nueva. Nada de prorrogar el vencimiento. Lo rasgó. Lo canceló y dejó al hombre libre de sus deudas, libre de la amenaza de la cárcel.

El pobre siervo apenas era incapaz de creer noticias tan buenas. No podía comprenderlo. No podía vivir a la altura del hecho. No podía gozar de ello. Pensaba que todavía estaba bajo sentencia como deudor, y que simplemente debía estar más tiempo trabajando y ahorrando para poder recoger todo el dinero que debía. Porque no comprendía que la deuda había sido cancelada, los tormentos del resentimiento, la culpa, el esfuerzo y la ansiedad se pusieron a trabajar sobre él. Porque él todavía estaba en deuda, pensaba que tenía que pagar, y así, quería cobrar las deudas de los otros.

Muchos hacemos igual. Leemos, oímos y creemos lo que se refiere a la teología de la gracia. Pero no la ponemos en práctica, no es la forma en que vivimos. Cremos en la gracia en nuestra cabeza, pero no a nivel de los sentimientos y la vida práctica con los que nos rodean. No hay palabra que manejemos con más santurronería. Hablamos de la gracia en nuestro credo, cantamos sobre ella en los himnos. La proclamamos como el distintivo de la fe cristianos: somos salvos sólo mediante la gracia. Pero todo esto es a nivel de la cabeza. Las buenas nuevas del Evangelio de la gracia no han penetrado a nivel de nuestras emociones. No han abierto paso hasta nuestras relaciones interpersonales. Repetimos la definición: «La gracia es el favor de Dios no merecido.» Pero esto no afecta a nuestros sentimientos. Ni a nuestra vida. No llega para ello.

La gracia no sólo es la misericordia y el favor inmerecidos que Dios nos concede. Tampoco la hemos ganado y nunca podemos pagarla. El fallo en ver, conocer y sentir la gracia lleva a muchos cristianos a dar vueltas en el trágico molino del esfuerzo, la labor, el conseguir. Procuran librarse del sentimiento de culpa. Tratan de sacrificarse y pagar la deuda. Leen un capítulo más de la Biblia y extienden el período de oración diez minutos más, y luego salen y dan un testimonio que es, en realidad, culpable. Y lo que tienen es salvación mediante un pagaré firmado.

Muchos cristianos son como el joven pastor que vino a verme una vez. Tenía muchos problemas para llevarse bien con la gente, especialmente con su esposa y su familia. Yo había hablado antes en privado con su esposa; se trataba de una persona excelente, atrayente, cálida, afectuosa, amorosa, y que le apoyaba totalmente a su marido en el ministerio. Pero él la estaba criticando constantemente, usándola como víctima propiciatoria. Todo lo que hacía ella, él lo encontraba mal. Era muy irónico y exigente, y se retiraba de sus muestras de afecto y amor. Poco a poco él fue dándose cuenta: estaba destruyendo el matrimonio.

Luego, se dio cuenta de que en su modo de pastorear el domingo producía daño a los miembros a causa de sus sermones, que eran demasiado severos y llenos de crítica. Esto no es difícil de hacer. Estaba contribuyendo al malestar y desazón de las otras personas.

Finalmente, desesperado, vino a verme. Al principio de nuestra entrevista mostró lo que se espera de todo hombre: ¡le echó toda la culpa a su esposa! Pero después de un rato, cuando empezó a ser sincero, la raíz dañina del asunto empezó a ponerse a la vista.

Cuando estaba en el Ejército, en Corea, había pasado dos semanas de permiso en el Japón. Para ocupar el tiempo fue a deambular por las calles de Tokio, sintiéndose solo, vacío y nostálgico; cayó en la tentación y se puso en contacto tres o cuatro veces con una prostituta.

Nunca se había perdonado este desliz. Había procurado el perdón de Dios, y en la cabeza creía que lo tenía. Pero el sentimiento de culpa le acosaba y se aborrecía a sí mismo. Cada vez que se miraba en el espejo tenía dificultad para tolerar lo que veía. Nunca había compartido esto con otra persona, y la carga se había vuelto intolerable.

Cuando regresó a su casa para casarse con su prometida, la cual le había esperado fielmente todos aquellos años, sus conflictos emocionales se incrementaron porque todavía no podía aceptar el perdón completo. No podía perdonarse lo que se había hecho a sí mismo y le había hecho a ella; así que no podía aceptar libremente el afecto y el amor que ella le ofrecía. Sentía que no tenía derecho a ser feliz. Se decía: «No tengo derecho a gozar de mi esposa. No tengo derecho a gozar de la vida. Tengo que pagar la deuda.»

Los terribles verdugos estaban trabajando en él y trataba de castigarse, sufrir y pagar toda su deuda. Todos aquellos años había vivido en una cárcel, con los cobradores de la deuda aplicándole tortura. En expresión de A. W. Tozer, el joven ministro estaba viviendo en «la perpetua penitencia del remordimiento».

¡Qué hermoso fue el ver que recibía perdón pleno y gratuito de Dios, de su esposa y, más que nada, de sí mismo! Sin duda era cristiano. Creía en la gracia e incluso predicaba sobre ella, pero nunca había aceptado plenamente el perdón de Dios. Estaba tratando de satisfacer un pagaré. Estaba haciendo una obra de sacrificio propio, arrastrando el vertedero de su culpa dentro de sí mismo.

No hay perdón de Dios a menos que perdones gratuitamente, de corazón, a tu hermano. Y me pregunto si soy demasiado estrecho de miras al pensar que *hermano* sólo se aplica a otro. ¿Qué pasa si *tú* eres el hermano o la hermana que ha de ser perdonado, y debes perdonarte a *ti mismo*? ¿No se aplica esto a *ti* mismo?

¿Qué pasa si tú eres tu peor enemigo? ¿Quedas tú excluido? Este compañero de ministerio tuvo que comprender que para él perdonar a otro significa perdonarse a uno mismo. La ira y el resentimiento contra uno mismo, la negativa a perdonarse: éstos son precisamente tan perjudiciales cuando se dirigen a ti mismo como cuando van dirigidas a otras personas.

2. *El fallo en perdonar a otros.* Cuando fallamos en aceptar y recibir la gracia y el perdón de Dios, también fallamos en dar a otros amor incondicional, perdón y gracia. Y esto da por resultado una quiebra, un fallo en nuestras relaciones interpersonales. Resultan de ello conflictos emocionales entre nosotros y con los otros. El que no es perdonado no quiere perdonar, y el no perdonar completa el círculo vicioso, porque el tal no puede ser perdonado.

¡Qué trágica es esta parábola! El siervo, no dándose cuenta de que había sido perdonado del todo, pensaba seguir recogiendo dinero que le debían sus consiervos, a fin de poder pagar la deuda a su señor, deuda que ya había sido cancelada. Se fue a su casa, miró el libro de cuentas y se dijo: «He de conseguir todo este dinero, porque le he dicho al amo que le pagaría.» ¿Y qué pasó? Agarró al primer consiervo que encontró, y le ahogaba, diciendo: «Págame lo que me debes. Devuélveme los veinte dólares.»

Piénsalo bien. El siervo creía que por lo menos le habían alargado el plazo del pagaré. En cambio, él no quería dar ninguna prórroga a su deudor, sino que le dijo: «Págame lo que me debes o te echo a la cárcel.» Cuando el consiervo pobre no pudo darle el dinero lo mandó realmente a la cárcel. ¡Ésta no era una manera muy sana de tener relaciones personales con otros!

El círculo vicioso se estrecha aún más. Los que no son aceptados no aceptan. El que no es perdonado no perdona. El que carece de gracia no la ofrece. De hecho, su comportamiento es a veces decididamente vergonzoso. Y el resultado son los conflictos emocionales y las relaciones interrumpidas.

Piensa en la forma en que puedes aplicar esto a aquellos que tienen significado en tu vida: los *padres* que te lastimaron cuando crecías; los *hermanos y hermanas* que no sólo dejaron de ayudarte cuando lo necesitabas, sino que te zaherían, te rebajaban; un *amigo* que te traicionó; una *novia* que te despidió; tu *cónyuge en el matrimonio* que te prometió amor, honor, consuelo, cuidado, pero que en vez de ello te hace la vida imposible, criticando, regañando, o te hace una víctima. Todos ellos están en deuda contigo, ¿no?

Te deben afecto y amor, seguridad y confirmación, pero como tú te sientes en deuda y culpable, resentido, inseguro y ansioso, como te ves a ti mismo no perdonado e inaceptable, como resultado te niegas a perdonar y a aceptar. No has recibido gracia, así que ¿por qué has de ofrecerla a otros? Y como te sientes atormentado, atormentas a otros. Tienes que cobrar las deudas de los agravios, resarcirte por las heridas. Tienes que hacer pagar, a todas estas personas que te han herido, lo que te deben. Eres un cobrador de deudas y de agravios.

Matrimonio en deuda

Muchas personas casadas fallan en permitir a Dios que haga por ellos lo que ellos no pueden hacer. Luego, piden a otras personas, sus cónyuges, que hagan lo que ellos no pueden hacer. Si se esfuerzan, los hombres son esposos buenos, las mujeres esposas buenas. Pero no son dioses. Esto no lo pueden ser. Y todas las hermosas promesas que los contrayentes se hacen el día de la boda: «Te prometo amor, cuidado, cariño, respeto en todas las circunstancias y vicisitudes de la vida», sólo pueden cumplirse cuando el corazón está seguro en el amor, la gracia y el cuidado de Dios. Sólo un alma que perdona y está en la gracia puede mantener estas promesas. Lo que la persona con frecuencia quiere expresar realmente, cuando dice estas hermosas palabras, es: «Tengo muchísimas necesidades internas, y me siento vacío, y tengo deudas que pagar, y ahora voy a darte una maravillosa oportunidad para que tú llenes este inmenso abismo vacío me cuides. ¿No es esto maravilloso?»

El psicólogo Larry Crabbe compara este comportamiento al de una garrapata con un perro. La garrapata no está interesada en el perro para que éste se lo pase bien. La tragedia en muchos matrimonios es que los dos cónyuges están en él para recibir, no para dar; así, ¡se trata de dos parásitos sin ningún perro! Dos cobradores de deudas mutuas sin dinero para pagarlas.

Hace unos años vino a verme un matrimonio. Hacía quince años que estaban casados Quince años de ping-pong matrimonial. Cada vez que uno tiraba una pelota, el otro la devolvía, y viceversa. Juego defensivo y ofensivo. A medida que fuimos lentamente avanzando en el proceso de aconsejamiento, primero quitamos algunas envolturas teológicas para poner a la vista los desengaños, heridas, llagas y resentimiento real que seguían el uno hacia el otro. Ella se había casado con *él* para recibir dirección espiritual (él era una persona destacada en la vida del *campus* universitario). Él parecía ser un hombre disciplinado, firme, trabajador, un joven que haría una buena obra para el Señor.

Podéis imaginar el asombro de ella cuando se dio cuenta de que era inseguro, indisciplinado, holgazán, y que todo lo dejaba para mañana. En su ira, ella como el siervo de antaño, le agarraba por el cuello y le decía: «Me has engañado. Me debes todas aquellas expectativas por las que me casé contigo.» Ella le consideraba como una persona que estaba en deuda con ella. Con palabras acerbas le había importunado durante quince años diciéndole: «Págame lo que me debes.»

Pero, a su vez, él se había casado con *ella* porque era de muy buen aspecto, limpia y ordenada. Imagínate su terrible desengaño cuando descubrió que era descuidada respecto al trabajo de la casa e indiferente sobre el aspecto de su vestido, pelo y persona. Él se consideraba engañado. «Me debes estas cosas porque esto es lo que me prometiste cuando éramos novios;

esto es lo que yo creí que eras. Me prometiste esto.»
Y, así, él la agarraba por el cuello y, con ironía y palabras hirientes, le decía: «Págame lo que me debes. No has cumplido el día del vencimiento.»

Cada uno había estado esperando que el otro cambiara, y esto durante quince años. ¡Oh, qué tragedia en las relaciones interpersonales entre cristianos profesos! Somos cobradores de deudas. Somos cobradore de agravios. ¿Por qué? Porque no nos damos cuenta de que nuestra deuda ha sido cancelada por completo, que ya no existe. Aunque Dios ha rasgado el pagaré en el Calvario, nosotros aún estamos esforzándonos cuanto podemos.

Después de haber predicado sobre el cobrar deudas en una conferencia sobre el aconsejar, yo salía por el pasillo, cuando una madre me atajó, diciéndome:

—Nunca me había dado cuenta de lo que he venido haciendo a mis hijos durante dieciocho años: cobrar deudas, insistiendo en que me pagaran lo que me deben, en vez de darles amor de modo incondicional.

¡Y cuántos problemas causa esto!

Tres pruebas

¿Quieres hacerte tres pruebas o tests para ver si hay alguien a quien debes perdonar, incluido tú mismo?

1. *Primero, la prueba del resentimiento.* ¿Hay alguien de quien estés resentido, de modo que nunca estás dispuesto a soltarle? Tu padre o tu madre, un hermano, hermana, el novio o novia, cónyuge, amigo, compañero de trabajo, alguien que te haya ofendido en la infancia, una maestra en la escuela elemental, o alguien que abusara de ti sexualmente cuando no podías o sabías defenderte.

2. *La prueba de la responsabilidad es un poco más difícil.* Es como sigue: «Oh, si María, Pepe, mis padres, mi esposa, mis hijos, la vida, Dios: si éstos me hubieran dado lo que me deben, no estaría ahora en

este intríngulis. No tendría estos problemas personales. Si ellos me hubieran pagado, yo habría podido pagar mis deudas al amo.»

Durante muchos años yo fui culpable de echar la culpa a otros. Cada vez que fallaba o hacía algo mal, oía una voz interior, consoladora, que me decía: «No te preocupes, David. No fue culpa tuya. Tú lo habrías hecho bien si...»

¿Aceptas la responsabilidad de tus faltas y fallos o hay en ti como una grabación que dice cada vez: «Ellos me hicieron de la manera que soy. Él lo hizo; ella lo hizo»? En muchos casos, el extender el perdón a otro y asumir la responsabilidad uno mismo son dos lados de la misma moneda, y los dos sólo se pueden hacer conjuntamente.

3. *La prueba del recuerdo y la reacción.* ¿Te das cuenta de si reaccionas contra una persona porque te recuerda a otra? Quizá no te gusta la manera en que tu marido disciplina a tus hijos porque te recuerda a tu padre, que se excedía en ello. Y esto causa un conflicto. Puede que no te guste el vecino, o respondas con ira a un compañero de trabajo, o con resentimiento. ¿Por qué? Porque tú mismo nunca has perdonado realmente a otros. Y tu reacción a lo que te recuerda a esta persona que tú no has perdonado en el pasado desencadena resentimiento contra esta otra persona.

Cómo tratar tus propias deudas

Hay un método escritural para resolver estas heridas de nuestro pasado. El método de Dios va mucho más allá de perdonar y renunciar al resentimiento. Dios acepta nuestros pecados, fallos y dolor que hemos sufrido en la vida pasada y los envuelve con sus propósitos amorosos para cambiarlos.

La mayor ilustración de ello es la cruz. Allí Dios aceptó lo que, desde el punto de vista humano, era la mayor injusticia y la tragedia más profunda que ha ocurrido e hizo de ella el don más sublime que el hombre ha conocido: el don de la salvación.

44

Vemos una ilustración humana de esto en la vida de José, contra el cual sus hermanos cometieron una injusticia brutal. Cuando sus hermanos mayores, más tarde, se postraron ante José el gobernador, éste no hizo ningún intento de cobrar las deudas. Como sabía que ellos mismos habían tenido que sufrir mucho para perdonarse a sí mismos, les dijo: «No temáis; ¿acaso estoy yo en lugar de Dios? Vosotros pensásteis mal contra mí, mas Dios lo encaminó a bien, para hacer lo que vemos hoy, para mantener en vida a mucho pueblo» (Gn. 50:19-20).

¿Eres parte de una comunidad de cristianos libres de deudas? ¿Se halla libre tu matrimonio de intentos de cobrar deudas? ¿Y tu familia? Cada iglesia debería ser una comunidad libre de deudas, en que nos amásemos unos a otros porque somos amados. En que aceptásemos a otros porque somos aceptados. En que ofreciésemos gracia el uno al otro porque la hemos recibido, porque conocemos el gozo de haber visto que nuestro Señor rasga la cuenta en la que consta lo que hemos gastado más allá de lo que podemos pagar. La deuda ha sido cancelada. Ha sido destruida. Lo que hace no es añadir y decir: «Bueno, te daré un nuevo plazo para que puedas pagar.»

Y así, como hemos sido puestos en libertad sin deudas, nosotros hemos de hacer lo mismo a otros y con ello poner en circulación la gracia y el amor. El apóstol Pablo lo resume en pocas palabras: «No debáis nada a nadie, sino amaos unos a otros» (Ro. 13:8).

Y en palabras de Jesús: «De regalo recibisteis, dad de regalo» (Mt. 10:8).

Por tanto, teniendo un gran sumo sacerdote que pasó a través de los cielos, Jesús el Hijo de Dios, retengamos nuestra profesión. Porque no tenemos un sumo sacerdote que no pueda compadecerse de nuestras debilidades, sino uno que ha sido tentado en todo según nuestra semejanza, pero sin pecado. Acerquémonos, pues, confiadamente al trono de la gracia, para alcanzar misericordia y hallar gracia para el oportuno socorro.

Y Cristo, en los días de su carne, habiendo ofrecido ruegos y súplicas con gran clamor y lágrimas al que le podía librar de la muerte, fue oído a causa de su piedad. Y aunque era Hijo, aprendió la obediencia por lo que padeció; y habiendo sido perfeccionado, vino a ser fuente de eterna salvación para todos los que le obedecen.

Hebreos 4:14-16; 5:7-9

3

EL MÉDICO HERIDO

Si parafraseamos Hebreos 4:15 con una afirmación positiva, diremos: «Porque tenemos un Sumo Sacerdote que fue tocado por el sentimiento de nuestras debilidades.» En el Antiguo Testamento la palabra *debilidad* o *defecto* está relacionada con los sacrificios ofrecidos por los sacerdotes. Una «debilidad» era una mancha física de modo primario, una tara o defecto. Era un defecto o deformidad, fuera en el hombre o en el animal. Si uno tenía una enfermedad, incluso si era miembro de la familia sacerdotal de Aarón, no podía ejercer como sacerdote. Su defecto o enfermedad le descalificaba de poder entrar en la presencia de la santidad de Dios (Lev. 21:16-24). De la misma manera, las ofrendas y sacrificios tenían que ser «sin mancha o defecto». Hay docenas de referencias en el libro de Levítico que dejan claro que ningún animal defectuoso podía ser ofrecido a Dios. Tanto el que ofrecía como lo ofrecido debían verse libres de toda dolencia o defecto.

En el Nuevo Testamento empezamos a ver un uso figurativo de la palabra *debilidad*. Es una metáfora, una figura retórica. La palabra común en el Nuevo Testamento para denotar «enfermedad» es la forma negativa de *sthenos*, que significa «fuerza». Ahora bien, cuando se pone la letra «a» enfrente a una palabra se niega lo que ésta dice. Un teísta es uno que cree en Dios; si se pone la *a* enfrente de la palabra, tenemos «ateísta» o «ateo», uno que no cree en Dios. Si se pone la *a* enfrente a *sthenos*, que significa «fuerza», se tiene la palabra para enfermedad *astheneia*, «una falta de fuerza, una debilidad, una enfermedad, algo que paraliza, mutila».

La palabra apenas se usa en el Nuevo Testamento en el sentido puramente físico. Más bien se refiere a una debilidad mental, moral o emocional, una falta de fuerza. Las debilidades en sí no son pecado, pero socavan nuestra resistencia a la tentación. En el Nuevo Testamento, las debilidades son cualidades de la naturaleza humana que pueden predisponernos o inclinarnos al pecado, algunas veces con nuestra parte o consentimiento consciente.

El libro de los Hebreos se parece más al libro de Levítico que ningún otro libro del Nuevo Testamento, y muestra que el sistema de sacrificios delineado en Levítico halla su cumplimiento en Jesucristo, nuestro Sumo Sacerdote. Este cumplimiento también se aplica a la cuestión de los defectos o debilidades de los sacerdotes. El sacerdote del Antiguo Testamento tenía debilidad porque participaba de la suerte común de todos los seres humanos. Por tanto, cuando hacía sacrificios, también tenía que sacrificar para sí mismo, para cubrir sus propias imperfecciones, así como presentar una ofrenda por el pueblo. Sin embargo, debido a que él tenía debilidades, podía entender las debilidades del pueblo y obrar de modo más compasivo con ellos. Podía ser más comprensivo como sacerdote. Porque él también estaba sometido a las debilidades interiores que nos predisponen a todos a la tentación y el pecado.

El escritor de Hebreos aplica la imagen a nuestro gran Sumo Sacerdote y Mediador, nuestro Señor Jesucristo. Como Él nunca había pecado, porque no había cedido nunca a las tentaciones, al revés del sacerdote del Antiguo Testamento, tampoco había tenido que hacer sacrificios en favor suyo. Pero como había sido tentado, puesto que Él había sido sometido a la prueba en todos los puntos que lo somos nosotros, tenemos un gran Sumo Sacerdote que comprende el *sentimiento de nuestras debilidades.*

Si Él entendiera meramente el *hecho* de nuestras debilidades, esto no sería suficiente. Pero sabemos que es mucho más que esto. Se hace cargo incluso del *sentimiento* de nuestras debilidades: no sólo de la debilidad en sí, o del problema y trauma emocional y los conflictos internos, sino del sufrimiento que resulta de ello. Comprende la frustración o contrariedad, la ansiedad, la depresión, las penas, los sentimientos de abandono y la sociedad o el aislamiento y el rechazo. El que fue tocado por el sentimiento de nuestras debilidades experimenta toda la gama de emociones que acompaña a nuestras debilidades e impotencia.

¿Y qué prueba tenemos de ello? ¿A qué acude el escritor de los Hebreos para mostrar que Jesús se hace cargo de los sentimientos que resultan de nuestras debilidades? «En los días de su carne —dice (o sea, cuando Jesús era humano)—, habiendo ofrecido ruegos y súplicas» (Heb. 5:7). ¿En momentos de sosiego y calma? No, no. «Habiendo ofrecido ruegos y súplicas con gran clamor y lágrimas al que le podía librar de la muerte, fue oído a causa de su piedad. Y aunque era Hijo, aprendió la obediencia por lo que padeció» (Heb. 5:7-8).

Esto indica Getsemaní, su pansión y sufrimiento, la cruz de nuestro Señor, como si dijéramos: «Aquí es donde Él lo ha experimentado todo. Él sabe lo que es clamar con lágrimas. Él sabe lo que es orar a Dios con sollozos en alta voz. Él luchó con sentimientos que casi le despedazaron. Él lo sabe. Ha pasado por todo ello, y puede hacerse cargo de lo que te pasa a ti. Él sufre contigo.»

De todas las palabras usadas para designar la Encarnación, la mayor de todas es *Emanuel*, «Dios con nosotros». Dios está en ella con nosotros. Mejor aún, Dios, habiendo pasado por ella, puede compartir nuestros sentimientos. Es por esto que nosotros podemos acudir con confianza; podemos acercarnos osadamente. Dios no nos dice: «Podéis acudir avergonzados» o «Podéis venir sintiéndoos culpables». No tenéis por qué decir: *Me pasa algo espiritualmente porque sufro esta depresión. No soy espiritual.* Éstas con crueldades que los cristianos nos infligimos los unos a los otros, pero no son bíblicas.

No acudimos a la presencia de un padre neurótico que sólo espera oír cosas agradables de sus hijos. No acudimos a la presencia de un padre que dice: «No, no; no tienes por qué albergar estos sentimientos; esto es malo. No llores. Si lloras, verás cómo te sucede algo que te hará sentir ganas de llorar de veras.»

Acudimos a un Padre celestial que comprende nuestros sentimientos y nos invita a que los compartamos con Él. Así que nos acercamos con confianza al trono de la gracia divina, sabiendo que alcanzaremos misericordia y hallaremos gracia para el oportuno socorro, podemos ir cuando sentimos necesidad de perdón y cuando nos sentimos culpables por nuestros pecados. Y podemos también acudir cuando nos hallamos atormentados por los sentimientos de nuestras debilidades.

El huerto

Para comprender lo que le costó al Salvador el ser nuestro Sanador, nuestro Médico, hemos de acompañarle en su pasión y sufrimiento, tal como se muestra en los Evangelios, en los Salmos y en el libro de Isaías.

Ve conmigo ahora al Huerto de Getsemaní. Descubrirás lo que le costó a nuestro Salvador el Ser Emanuel, Dios con nosotros. Escucha sus oraciones. Puedes oírlas como si fuera por primera vez: «...comenzó a entristecerse y a sentir gran angustia. Entonces les dijo: "Mi alma está abrumada de una tristeza mortal"» (Mt. 26:37-38). Espera un momento, Jesús. ¿Qué dices? «¿Mi alma está *abrumada de una tristeza mortal*»? ¿Quieres decir que Tú experimentaste estos sentimientos, estas emociones y dolor en esta hora desgraciada, e incluso que deseabas la muerte? ¿Quieres decir, Señor, que comprendes cuando estoy tan deprimido y ya no deseo vivir?

Mira el Salmo 22, uno de los salmos que se llaman del Abandono: «Estoy derramado como agua, y todos mis huesos se desconyuntaron; mi corazón se torna como cera, derritiéndose en medio de mis entrañas. Como un tiesto se secó mi vigor, y mi lengua se pegó a mi paladar. Y me has puesto en el polvo de la muerte» (vv. 14-15).

El Salmo 69 es otro: «Sálvame, oh Dios, porque las aguas me llegan hasta el cuelo» (v. 1). «Estoy hundido en cieno profundo, donde no puedo hacer pie» (v. 2). «Cansado estoy de llamar» (v. 3). «El escarnio ha quebrantado mi corazón, y estoy acongojado. Esperé quien se compadeciese de mí, y no lo hubo» (v. 20).

«Pedro, ¿así que no has podido velar conmigo una hora?» (Mt. 26:40). Tres veces imploró a sus amigos, pero fue en vano. Finalmente, «todos los discípulos le abandonaron y huyeron» (Mt. 26:56).

Si has luchado con una soledad terrible, o un vacío patológico; si has experimentado el más negro acceso de depresión, sabes que cuando estás en lo profundo, lo más difícil que se puede hacer es orar, porque no se siente la presencia divina. Quiero asegurarte que Él lo sabe, te comprende y siente tu debilidad. Él comparte todos tus sentimientos porque ha pasado por ellos.

El juicio

Síguele en el juicio, donde puedes escuchar el falso testimonio. ¿Te han acusado alguna vez? ¿Sabes cuánto hiere esto? «Le escupieron en el rostro, y le dieron de puñetazos, y otros le abofetearon» (Mt. 26:67). «Se burlaban de él y le golpeaban» (Lc. 22:63).

Con frecuencia, cuando estoy aconsejando a alguno que está lleno de rencor, de ira o de dolor, me mira con un rostro impasible, como si fuera de piedra, sin el menor rastro de emoción. Pero cuando se busca más profundamente y se le pregunta: «Dime, ¿cuál es el recuerdo peor que tienes en la memoria, el que recuerdas con mayor frecuencia y te causa dolor», suele haber un cambio. Al principio los ojos se humedecen, luego empiezan a llenarse de lágrimas, que pronto resbalan por las mejillas, incluso de hombres fuertes y fornidos que tiemblan de dolor y de ira.

«Oh, sé muy bien lo que es. Lo recuerdo. Fue cuando mi padre me dio con una correa en la cabeza. O fue cuando mi madre me dio de bofetadas.» No hay nada más destructivo para la personalidad humana que una bofetada en la cara. Es tan humillante, tan vergonzoso e impropio de un ser humano que destruye algo básico en nuestra personalidad.

Pero nuestro Médico herido lo entiende. Él sabe lo que es recibir golpes en la cabeza y ser abofeteado. Él fue tocado por nuestros sentimientos, los sentimientos que surgen en ti a causa de la herida. Él siente los problemas que te afectan. Él quiere curarte. Él quiere que sepas que no está enojado contigo a causa de tus sentimientos. Él comprende.

La cruz

Vayamos un poco más allá, a la misma cruz. Se burlaron de Él, moviendo la cabeza y diciendo: «Si eres el Hijo de Dios, desciende de la cruz» (Mt. 27:40). Se mofaron de Él, hicieron burla de Él. *Burlarse, mofarse, menean la cabeza, despreciarle, vilipendiarle*: todas éstas son palabras que traen a nuestra mente los dolores y humillaciones de la adolescencia. Un individuo cree que la escuela secundaria es a menudo una experiencia tan traumática que ha escrito un libro titulado: *¿Hay vida después de la escuela secundaria?*

Me asombra el número de adultos que me comunican recuerdos dolorosos de su adolescencia. Los sonidos que con frecuencia acuden al recuerdo de las personas son los de burla, como «torpe», «acné», «granito», «gordinflón». O es el recordar las gafas de concha burda, o la abrazadera de alambre para corregir los dientes salientes. Cada cual pone una cosa distinta. La crueldad de los niños, del uno respecto al otro, es parte de la vida.

Jesús conoce tus sentimientos cuando eres rechazado por un amigo, desechado por una novia, hecho objeto de burla por una pandilla. En palabras de Isaías: «No hay apariencia en él, ni hermosura como para que le miremos, ni atractivo como para que nos deleitemos en él. Fue despreciado y desechado de los hombres; varón de dolores y experimentado en quebranto; como uno ante quien se esconde el rostro, fue menospreciado, y no le estimamos» (Is. 53:2-3).

Sí, Él fue el Varón de dolores, experimentado en quebrantos. Si tú estás apenado, Él comprende tus sentimientos. Porque el que está solo —la viuda, el viudo, la divorciada— es comprendido por Él, ya que sabe lo que es estar solo, el que una parte de uno mismo haya sido arrancada literalmente.

Hay estudios que muestran que los dos factores más importantes en la producción de tensión en el cuerpo, la mente y las emociones son la muerte de un cónyuge y un divorcio. En algunos sentidos, el divorcio puede ser peor. La muerte de un esposo, aunque penosa, puede ser una herida cortante pero limpia. El divorcio deja una herida rasgada, infectada, pulsante de dolor. Jesús comprende cuando una madre sola, o un padre solo, trata de ser padre y madre, los dos a la vez.

¿Pero conoce Él el peor sentimiento de nuestras debilidades, cuando ni aun podemos orar? ¿Cuando nos sentimos abandonados por Dios mismo? El Credo de los Apóstoles dice: «Descendió a los infiernos.» Cuando Cristo estaba colgando de la cruz, los mismos cielos eran como de bronce, no mostraron compasión. Se volvieron sordos cuando fue cortado de la tierra de los vivientes. Clamó pidiendo ayuda en su angustia final, pero no hubo respuesta. «Dios mío, Dios mío, ¿por qué me has desamparado? Por qué estás tan lejos de mi salvación, y de las palabras de mi clamor? Dios mío, clamo de día, y no respondes; y de noche, y no hay para mí reposo» (Is. 22:1-2). Dios comprende el clamor del abandono. Él conoce los sentimientos de nuestras debilidades.

El decir, como los credos antiguos, que Cristo descendió a los infiernos, significa que Jesucristo ha penetrado en cada uno de nuestros terrores, nuestros sentimientos de angustia que tú y yo hemos experimentado en nuestros momentos peores de rechazo, abandono y depresión. Significa que no hay un solo sentimiento que no le podamos llevar.

No tenemos por qué sentirnos culpables o avergonzados. Podemos acercarnos a Él osadamente, con confianza, sabiendo que no sólo comparte nuestros sentimientos, sino que quiere sanarnos. Y Él no nos ha dejado solos, porque el Espíritu Santo nos ayuda en nuestras debilidades (Ro. 8:26). La experiencia humana de Jesucristo está ahora con nosotros en la presencia del Espíritu Santo que nos ayudará en nuestras debilidades, en una participación mutua para su curación.

Joni Eareckson era una muchacha joven, hermosa, vivaracha y atlética cuando dio con una roca un día en que se zambulló en un lago. El resultado fue una parálisis y ahora es cuadripléjica. Pinta con un pincel entre los dientes. Su testimonio es conocido internacionalmente a través de sus libros y una película sobre su vida.

Joni se dio cuenta de lo realmente desesperada que estaba cuando una noche pidió a una amiga que le diera algunas tabletas con las cuales pudiera conseguir la muerte. Cuando su amiga rehusó, Joni pensó: *¡Ni aún puedo morir por mí misma!* Al principio la vida fue un infierno para ella. El dolor, la amargura, la ira y el dolor emocional hacían temblar su espíritu. Aunque no podía sentir realmente dolor físico, tenía sensaciones penosas que le destrozaban los nervios y le sacudían todo el cuerpo. Todo esto duró tres años.

Luego, una noche, empezó un cambio dramático que transformó a Joni en la muchacha cristiana, hermosa y radiante que es ahora. Su mejor amiga Cindy, que estaba a su lado en la cama, procuraba desesperadamente animarla de alguna forma. Tuvo que ser una inspiración del Espíritu Santo, porque de repente, exclamó:

—Joni, Jesús conoce lo que estás pasando. No eres la única que ha quedado paralizada. Él quedó paralizado también.

Joni la miró.

—Cindy, de qué estás hablando?

—Es verdad. Es verdad, Joni. Recuerda, fue clavado en una cruz. Su espalda estaba desollada, como a veces tienes la tuya a causa de las llagas. ¡Oh, cómo tuvo que haber deseado poder moverse! Cambiar de posición, distribuir su peso de otra forma, pero no podía moverse, Joni. Él sabe muy bien lo que es esto.

Esto fue el principio, y las palabras de Cindy entraron en la mente de Joni. Antes nunca había pensado en ello. El Hijo de Dios había sentido las sensaciones agonizantes que pulsaban por su cuerpo. El Hijo de Dios conocía la impotencia que ella sufría.

Más tarde dijo Joni:

—Dios se me acercó de modo increíble. Había sentido la diferencia producida en mí por el amor de los amigos y la familia. Ahora me di cuenta de que Dios también me amaba —(*Dónde está Dios cuando hay dolor*, Phillip Yancey, Zondervan, pp. 118-119).

Como cristianos, damos gracias a Dios de que Jesús llevara nuestros pecados en su cuerpo en el madero. Hemos de recordar algo más. En su plena identificación con nuestra humanidad, y especialmente en aquella cruz, Él tomó sobre sí toda la gama de nuestros sentimientos. Y llevó el sentimiento de nuestras debilidades, para que no tuviéramos que llevarlo solos.

La mayoría conocemos las palabras del cántico espiritual tradicional *Valle solitario*:

> *Jesús anduvo por este valle solitario,*
> *Tuvo que andarlo solo;*
> *Nadie con Él anduvo,*
> *Tuvo que andarlo solo, solo, solo.*
>
> *Tú tienes también que pasar la prueba,*
> *Tienes que pasarla tú mismo;*

Nadie más puede hacerlo en tu lugar,
Tienes que pasarla, sí, tú mismo.

Pero me deleitó el que recientemente Erna Moorman añadiera otra estrofa que ha puesto el cántico a tono con el mensaje de las Escrituras:

Cuando andamos por el valle solitario,
En modo alguno andamos solos;
Porque Dios envió a su Hijo para andar con nosotros,
Por ello ahora ya no andamos solos.

(*Himnos para la familia de Dios*, Paragon Associates, p. 217.)

«Porque no tenemos un sumo sacerdote que no pueda compadecerse de nuestras debilidades, sino uno que ha pasado plenamente por todas nuestras experiencias» (Heb. 4:15). Es esta seguridad y garantía lo que nos da base para nuestra esperanza y nuestra curación. El hecho de que Dios no sólo conozca lo que son nuestras emociones traumatizadas y esté dispuesto a ayudarnos, sino que las comprenda plenamente, es el factor más importante en su curación.

Por lo demás, hermanos míos, robusteceos en el Señor, y en el vigor de su fuerza. Vestíos de toda la armadura de Dios, para que podáis estar firmes contra las artimañas del diablo. Porque no tenemos lucha contra sangre y carne, sino contra principados, contra potestades, contra los dominadores de este mundo de tinieblas, contra huestes espirituales de maldad en las regiones celestes... Orando en todo tiempo con toda deprecación y súplica en el Espíritu, y velando en ello con toda perseverancia.

Efesios 6:10-12, 18

Para que Satanás no gane ventaja alguna sobre nosotros; pues no ignoramos sus maquinaciones.

2 Corintios 2:11

4

EL ARMA MÁS MORTÍFERA DE SATANÁS

La imagen bíblica de Satanás es muy diferente de la que entiende el público. En la Biblia no es un ser cómico, como en las caricaturas, con cuernos, cola y horca, vestido de modo ridículo con un pijama rojo. Por el contrario, Satán es un adversario astuto, sagaz y peligroso (1 P. 5:8).

Por el hecho de pertenecer al mundo espiritual, Satanás conoce nuestras debilidades; comprende nuestras dolencias y las usa con ventaja para sí mismo. La Biblia no nos habla tanto del poder de Satanás como de su *sutileza* extrema, sus *añagazas*, *artimañas* y *engaño*. Hace uso de trampas astutas, estratagemas y maquinaciones. Sabe la manera en que puede explotar nuestras debilidades, con miras a desalentarnos, desanimarnos, hacernos fallar y claudicar de la vida cristiana. Se habla de él como de un león rugiente que merodea buscando a quien devorar (1 P. 5:8). Pablo escribió sobre los poderes de las tinieblas contra los cuales luchamos (Ef. 6:12). Y es en la oscuridad que somos atacados o engañados más fácilmente.

La estimación propia deficiente

Algunas de las armas más poderosas del arsenal de Satanás son psicológicas. El temor es una de ellas. La duda es otra. La ira, la hostilidad, la preocupación y, naturalmente, el sentimiento de culpa. Los sentimientos de culpa inveterados son muy difíciles de sacudir y cuesta desprenderse de ellos; parece que se arrastran incluso después que un cristiano ha pedido perdón y ha aceptado la gracia perdonadora.

Un sentimiento incómodo de autocondenación perdura sobre muchos cristianos como la bruma sobre Los Ángeles. Se sienten derrotados por la más poderosa de las armas psicológicas que Satán usa contra los cristianos. Esta arma es tan efectiva como un proyectil mortífero. ¿Cuál es su nombre? La estimación propia deficiente.

La mayor arma psicológica de Satanás es un sentimiento a fondo de inferioridad, inadecuación, de poco valor personal. Este sentimiento paraliza a muchos cristianos, a pesar de experiencias maravillosas espirituales, a pesar de su fe y el conocimiento de la Palabra de Dios. Aunque comprenden su posición como hijos e hijas de Dios, se sienten acobardados por un terrible sentimiento de inferioridad, y encadenados por un sentimiento profundo de falta de valor.

Hay cuatro formas en que Satán usa esta arma, la más mortífera, en su campaña emocional y psicológica, para causar la derrota y el fracaso en tu vida.

1. *La estimación propia deficiente paraliza nuestro potencial.* En los lugares en que he sido pastor, he visto el tremendo impacto de los sentimientos de inferioridad. He presenciado una trágica pérdida de potencial humano, vidas diluidas, talentos echados a perder, la pérdida permanente de una verdadera mina de oro en el poder y las posibilidades humanas. Y por dentro he tenido que llorar.

¿Sabes que Dios llora también por esta causa? No es que esté enojado, sino apenado. Llora por la parálisis de nuestro potencial a causa de nuestra estimación personal inferior. El coste es grande, porque parece que somos todos los que hemos de luchar contra esto. Son muy pocas las personas que han vencido plenamente las dudas sobre sí mismas que los persiguen, los desengaños que se arrastran en cuanto a lo que somos y lo que podemos ser. La estimación propia deficiente empieza en la cuna, sigue en el jardín de infancia durante la adolescencia. En la edad adulta parece posarse como una gran niebla que cubre a muchos, día tras día. Algunas veces se levanta un poco, pero siempre vuelve, y se nos traga, amenazando ahogarnos.

Por desgracia, ésta es una plaga entre los cristianos. En una cassette titulada «La campaña de guerra psicológica de Satanás», el psicólogo cristiano Jim Dobson nos cuenta de una encuesta que él hizo a un gran número de mujeres. La mayoría eran casadas, disfrutaban de excelente salud y vivían contentas. Según sus propias palabras, tenían hijos felices y seguridad financiera. En el *test*, el Dr. Dobson hizo una lista de diez fuentes de depresión. Pidió a las mujeres que las pusieran por el orden en que cada una de ellas les afectaba más en la vida. Esta es la lista que les dio:

Ausencia de amor romántico en el matrimonio;
conflictos con los parientes políticos;
estimación propia deficiente;
problemas con los hijos;
dificultades financieras;
soledad, aislamiento, aburrimiento;
problemas sexuales en el matrimonio;
problemas en la salud;
fatiga y prisa;
el hecho de ir entrando en años.

Las mujeres pusieron en orden estos factores según la cantidad de depresión que les producían. ¿Cuál de ellos salió vencedor? El cincuenta por ciento de estas mujeres cristianas nombró la estimación propia deficiente como el primer factor; el ochenta por ciento la nombró entre los dos o tres primeros. Con esto se puede ver el potencial espiritual y emocional que se pierde. Estas mujeres luchaban contra la depresión que procedía principalmente del peso que las empujaba hacia abajo de los sentimientos de estimación propia deficiente.

Jesús contó una parábola sobre los talentos. El hombre que tenía un talento se quedó inmovilizado por el sentimiento de temor y de su impotencia. Por el temor que sentía de un posible fallo no invirtió su talento, sino que lo enterró en el suelo, quedando así a cubierto de todo riesgo. Hizo lo que muchos hacen con su propia estimación deficiente: nada. Y esto es exactamente lo que Satanás quiere que hagas tú como cristiano, que te quedes atado de pies y manos, paralizado, atascado en una obra y una vida inferior a tu potencial.

2. *La estimación propia inferior destruye tus sueños.* Probablemente has oído la antigua definición: «Los neuróticos son personas que edifican castillos en el aire; los psicóticos son los que van a vivir en ellos; ¡y los psiquiatras son los que cobran el alquiler!»

Sin embargo, no estoy hablando de sueños o fantasías irreales. No podemos vivir en nuestros sueños, no podemos vivir de nuestros sueños, pero podemos vivir por nuestros sueños. Una de las características de Pentecotés, tal como fue profetizado por Joel y cumplido al tiempo de los apóstoles según vemos en los Hechos, fue que cuando el Espíritu Santo fue derramado los jóvenes vieron visiones y los viejos soñaron sueños (Hch. 2:17). El Espíritu Santo nos ayuda a soñar sueños osados, a ver visiones de lo que Dios quiere hacer por nosotros y en nosotros y, especialmente, a través de nosotros.

«Donde no hay visión, el pueblo perece» (Prov. 29:18). Sí, y cuando la visión que tienes de ti mismo es equivocada, con una imagen de tu estimación propia inferior e insuficiente, sin duda vas a ser derrotado y destruido. Tus sueños serán destruidos y el gran plan de Dios para tu vida no podrá cumplirse.

La mayor ilustración de esto se halla en el Antiguo Testamento, en el libro de Números, capítulos 13 y 14. Dios había tenido una visión para su pueblo, un sueño hermoso, osado. Había implantado en su corazón y en su mente la imagen de una Tierra de Promisión, que fluía leche y miel, una tierra que ellos iban a poseer.

Dios les llevó a los lindes de la Tierra de Promisión, al plan osado que había hecho en favor suyo. Moisés tenía órdenes del Señor de enviar una partida de reconocimiento militar a la tierra y considerarla. Ésta es la primera mención histórica de un comando de espionaje: la Agencia de Información de Canaán. Moisés envió a Canaán a sus mejores hombres, uno de cada tribu. Y esperaba plenamente que las realidades de Canaán confirmarían los sueños y la promesa de Dios. Y en un sentido lo hicieron, porque todos los espías regresaron diciendo: «Es una tierra fantástica. Mirad el fruto; nunca habíamos visto racimos y granadas de este tamaño. Y la miel, ¡la más dulce que hemos probado en la vida!» (Véase Nm. 13:23.)

«Pero la gente son gigantes de estatura increíble. Y las ciudades no son realmente ciudades, son fortalezas. Y los descendientes de Anac son tan grandes, que a su lado nosotros somos como langostas» (Ver Nm. 13:31-33.)

Ahora bien, no es posible tener un concepto inferior de ti mismo por el hecho de verte como una langosta. Los espías empezaron a llorar y estaban llenos de miedo. Sólo Caleb y Josué hablaron de modo distinto. Estaban de acuerdo con todos los hechos. Lo que habían *observado* era lo mismo; pero, debido a que su *percepción* era distinta, sus *conclusiones* eran diferentes. ¿Por qué? Porque Caleb era un hombre de un espíritu diferente (Nm. 14:24). Ésta es la respuesta. Caleb no tenía una teología de gusano. Él y Josué no se consideraban como langostas, sino que dijeron: «Conforme, son hombres de gran estatura; pero no les tememos. El Señor está con nosotros.»

Me gustan las expresiones que usaron Caleb y Josué: «Nos los comeremos como pan. No nos importa, y podemos hacerlo porque Dios está con nosotros. No los temáis. Él nos ha dado un sueño y ahora nos dará su tierra» (Ver Nm. 14:8-10).

El gran sueño de Dios, el único propósito por el cual Él había salvado y librado a Israel de la esclavitud de Egipto, fue demorado y desviado en su curso durante un período de cuarenta años que tuvieron que pasar en el desierto. El sueño de Dios no eran castillos en el aire, era una realidad; la tierra fluía leche y miel, había ciudades edificadas; todo ello Dios quería dárselo, todo estaba a su alcance. El *sueño* había sido preparado y el *Señor* estaba dispuesto, pero el pueblo no lo estaba a causa de su estimación propia deficiente. «Somos como langostas.» Se olvidaron que eran hijos de Dios. Olvidaron *quiénes* eran y lo *que* eran.

Este mensaje lo necesitamos también hoy. Envolvemos nuestros temores en una envoltura de menosprecio santificado mórbidamente. Esta baja estimación propia la cubrimos con palabras piadosas y la llamamos consagración y autocrucifixión. Ya es hora de que tengamos sueños osados. Ya es hora de que vayamos al mundo con nuestro testimonio, con mucho más ardor. ¿Qué es lo que nos detiene? El temor a ser criticados, el temor a arriesgarnos, el temor a la tradición, el temor a la falta de apoyo. Con nuestra baja estima de nosotros mismos, destruimos el sueño de Dios sobre nosotros como una comunidad de creyentes; somos nosotros los que constituimos su propio cuerpo.

¿Qué ha pasado con nuestro sueño? ¿Dónde está la visión que Dios ha puesto delante de nosotros? ¿Cómo se echó a perder? ¿Tus pecados y transgresiones y malos hábitos? Lo dudo. Probablemente tu sueño ha sido detenido o destruido porque Satanás te ha engañado para que creas de ti mismo que eres un gusano o una langosta. Como resultado, nunca has medido tu pleno potencial como hijo o hija de Dios. Te has llenado de temores y dudas, inferioridad e inadecuación.

¿Hasta dónde habría llegado William Carey, el primer gran misionero protestante a la India, si no hubiera llevado un sueño consigo? Él lo expresó de esta manera: «Espero grandes cosas de Dios, intento hacer grandes cosas para Dios.» Ésta es la clase de sueño divino que queda destruido por la estimación propia deficiente. La falta de fe en Dios es a menudo alimentada por el hecho de que estimamos en menos lo que Él quiere hacer a través de nosotros.

3. *La estimación propia deficiente echa a perder nuestras relaciones.* Piensa en tu relación con Dios

mismo. Se sigue de modo natural que si te consideras inferior o indigno, pensarás que Dios no puede amarte, cuidarte e interesarse por ti. Este modo de pensar lleva con frecuencia a las preguntas internas y resentimientos que empiezan a enturbiar nuestra relación con Dios. «Después de todo, ¿no es, hasta cierto punto, a causa de Él que yo sea de esta manera? Él me hizo tal como soy. Podría haberme hecho, y probablemente debería haberme hecho, distinto. Pero no lo hizo.» Así que probablemente quiere decir que, aunque Él tiene interés en otros y les da gran número de cosas, en realidad no está muy interesado en ti. Ellos son como deben ser, pero tú no.

Sin embargo, una vez has empezado a criticar el *designio*, no tardas mucho en sentir resentimiento contra el *Autor* del mismo. Es así que tu concepto de Dios para a contaminarse y tu percepción de lo que Él piensa de ti se confunde y altera y finalmente echa a perder tu relación con Él.

La estimación propia deficiente también echa a perder tus relaciones con otras personas. Satanás te importuna con el sentimiento de inferioridad e inadecuación para aislarte. Porque la manera más común de hacer tolerables los sentimientos de inferioridad es quedarse encerrado dentro de uno mismo, el tener tan poco contacto como se pueda con otras personas, y sólo de vez en cuando dar un vistazo al resto del mundo que sigue avanzando.

Cristo nos mandó que amemos a nuestro prójimo como nos amamos a nosotros mismos. Esto implica que es básico para la ética cristiana y para las relaciones interpersonales del cristiano tener una imagen sana de uno mismo.

Sólo puedes ofrecer algo a los demás cuando tienes una opinión saludable de ti mismo. Cuando te estimas en menos, pasas a absorberte en ti mismo y no te queda nada para dar a los otros.

¿Quiénes son las personas con las que es más difícil portarse bien? Las que no se tienen a sí mismas en muy buena estima. Por el hecho de que no tienen muy buen concepto de sí mismas, tampoco los otros les gustan, y, por tanto, son de trato difícil. La estimación propia deficiente echa a perder las relaciones interpersonales más que ningún otro factor.

Si tienes una estima deficiente de ti mismo, le estás pidiendo a los otros que hagan por ti lo que nadie puede hacer —que te haga sentir adecuado y capaz— cuando ya estás convencido de que eres inadecuado e incapaz. Esto pone una carga muy pesada sobre un marido o una esposa, hijos, amigos, vecinos o la iglesia. Puedes volverte suspicaz u hostil, te encierras en ti mismo o dependes de otro. Dios quiere que te abras y florezcas con tu propia hermosura individual, para que hagas tu papel contribuyendo a su jardín hermoso y alegre.

4. *La estimación propia insuficiente sabotea tu servicio cristiano.* ¿Cuál es el mayor obstáculo que impide a los miembros del cuerpo de Cristo que funcionen como parte del cuerpo? ¿Qué es lo primero que la gente dice cuando te piden que hagas algo en el cuerpo de Cristo?

■ «¿Enseñar en una clase de Escuela Dominical? No puedo hacer frente de modo público a un grupo de personas.»

■ «¿Participar en una reunión de señoras o de hombres? Esto no puedo hacerlo.»

■ «¿Llamar a la puerta de otros? La misma idea de tener que hacerlo me aterroriza.»

■ «¿Cantar en el coro? ¿Por qué no se lo pedís a María? Ella tiene muy buena voz, pero yo no.»

Los pastores estamos a punto de ahogarnos en el torrente de excusas expresando subestimación propia para evitar hacer la obra de Dios. No trato de buscar seis pies al gato. No todo el mundo puede hacerlo todo. Conozco a personas en la iglesia que dicen: «Pastor, yo no poseo el don de hablar en público, pero puedo hacer otra cosa.» Todo el mundo puede hacer algo y funcionar como dador con el don que posee en el cuerpo de Cristo.

¿Te has fijado alguna vez en que Dios no escoge grandes luminarias para hacer su obra? Fíjate bien, empezando por Moisés, que inmediatamente le dijo a Dios que tartamudeaba, hasta Marcos, que se escapó de Pablo y de Bernabé. Pablo tenía razón cuando dijo que no son muchos los nobles y grandes que son escogidos. Parece que Dios escoge a personas con deficiencias y debilidades, les da trabajo para que lo hagan y luego les proporciona la gracia suficiente para hacerlo. No muchos nobles, no muchos sabios, no hay muchos genios en su equipo (1 Co. 1:26-31).

El problema es que tu subestimación propia le quita a Dios oportunidades maravillosas para mostrar su poder y capacidad a través de tu debilidad. Pablo dijo: «Por tanto, me glorío en mis debilidades.» ¿Por qué? Porque daba a Dios con ello una maravillosa oportunidad para que Él mostrara su perfección (2 Co. 12:9-10). No hay nada que construya más un sabotaje al servicio cristiano que el tenernos en poco, hasta el punto de que no le demos nunca a Dios la oportunidad de hacer algo de nosotros.

¿Has oído alguna vez la historia referente al bazar de un poblado indio? Todos trajeron sus mercancías para vender y comprar. Un campesino trajo una bandada de codornices. Había atado un cordel al pie de cada una de las aves. El otro cabo de los cordeles lo había atado a un anillo, que podía moverse alrededor de un palo, y el palo lo había clavado en el suelo. Las codornices iban andando alrededor del bastón, como un asno en una noria o un molino. Nadie, al parecer, estaba interesado en comprar ninguna. Finalmente llegó un brahmán piadoso que, con su idea de respeto a la vida y lleno de compasión por las codornices, preguntó el precio, las compró todas y le ordenó al campesino que cortara el cordel y las dejara en libertad.

El campesino se lo hizo repetir dos veces. A la segunda cortó los cordeles y las codornices quedaron en libertad. ¿Qué sucedió? ¿Emprendieron el vuelo las codornices? No, siguieron andando en un círculo alrededor del palo, como si estuvieran atadas.

¿Te ves retratado en este cuadro? Libre, perdonado, hijo o hija de Dios, miembro de su familia, pero considerándote todavía como un gusano o una langosta. La estimación propia deficiente es el arma psicológica más mortífera de Satanás y por sí sola puede hacerte dar vueltas en un círculo vicioso de temor e impotencia.

Considerad el amor increíble que el Padre nos ha mostrado al permitir que seamos «hijos de Dios» —y no es sólo lo que somos llamados, sino lo que somos—. Nuestra herencia por el lado de Dios no es una mera figura retórica —lo cual explica por qué el mundo no quiere reconocernos, como no reconoció a Cristo—. Oh, queridos hijos míos (perdonad este afecto de un anciano), ¿os habéis dado cuenta de ello?

Aquí y ahora somos ya hijos de Dios. No sabemos lo que hemos de llegar a ser en el futuro. Sólo sabemos que, cuando se manifieste la realidad, reflejaremos su semejanza, porque le veremos como Él es.

1 Jn. 3:1-2 (trad. Phillips)

5

CÓMO CURAR NUESTRA ESTIMACIÓN PROPIA DEFICIENTE

PRIMERA PARTE

Hace muchos años, un famoso cirujano estético, el Dr. Maxwell Maltz, escribió un libro que fue un *bestseller*: *Un rostro nuevo. Un nuevo futuro*. Era una colección de historias de casos de personas a quienes la cirugía estética facial había abierto la puerta a una nueva vida. El tema del autor era los cambios asombrosos de personalidad que habían tenido lugar cuando se le había cambiado el rostro a la persona.

Sin embargo, a medida que pasaron los años, el Dr. Maltz empezó a enterarse de algo distinto; no de sus éxitos, sino de su fracaso. Empezó a ver paciente tras paciente en quienes su cirugía estética no había producido ningún cambio. Personas que habían pasado a ser no ya aceptables, sino incluso hermosas, seguían pensando y obrando como si fueran el patito feo. Adquirieron nuevos rostros, pero siguieron llevando la misma personalidad vieja. Peor aún, algunas, cuando se miraban al espejo, exclamaban, enojadas: «Mi aspecto es el mismo de antes, doctor. No me ha cambiado en nada.» Esto, a pesar del hecho de que sus amigos y su familia apenas podrían haberles reconocido. Aunque las fotografías de antes y después eran radicalmente distintas, los pacientes del Dr. Maltz insistían: «La nariz es la misma», o «los pómulos son idénticos. Usted no me ha cambiado en nada».

En 1960, el Dr. Maltz escribió su libro —best-seller también— *Psycho-Cybernetics* (Prentice-Hall). Todavía estaba tratando de cambiar a las personas, no corrigiendo su mandíbula o borrando heridas, sino ayudándolas a cambiar la imagen que se habían formado de sí mismas.

El Dr. Maltz dice que es como si cada personalidad tuviera un rostro. Esta cara emocional de la personalidad parece ser la verdadera clave del cambio. Si permanece cicatrizada y desfigurada, fea o inferior, entonces la persona sigue obrando desentonada, al margen del cambio en su apariencia física. Pero si el rostro de la personalidad ha sido reconstruido, si las viejas cicatrices emocionales han sido eliminadas, la persona puede cambiar.

Todos podemos confirmar esto por medio de nuestras experiencias con otras personas, así como por el conocimiento que tenemos de nosotros mismos. Es asombroso el modo en que la imagen que tenemos de nosotros mismos influye en nuestras acciones y actitudes y, especialmente, en nuestras relaciones con las otras personas.

Pongamos por ejemplo a María. Su esposo, Jim cree que su esposa es hermosa. Me lo dijo antes que vinieran los dos a hablarme de sus problemas. Cuando la vi, estuve de acuerdo con él. A Jim le gustaba alardear sobre ella ante otros, y nunca se cansaba de decirle a María, con cariño, que era muy hermosa. Le gustaba que se comprara vestidos lindos, le hacía regalitos para que pareciera más atractiva. En el fondo, a toda mujer le gusta esto de su marido. Pero en el caso de María la admiración de su marido le causaba problemas, porque la imagen que María tenía de sí misma era diametralmente opuesta a la que veía Jim.

—Sólo lo dices por halagarme —decía ella—. No lo crees de veras.

Jim se sentía molestado y contrariado. Cuanto más trataba de convencer a María de que él creía realmente que era hermosa, más alta se hacía la barrera entre los dos.

—Yo sé muy bien el aspecto que tenga —decía ella—. Puedo mirarme en el espejo. No tienes que inventarte estas cosas. ¿Por qué no me amas por lo que soy? —y la cosa seguía dando vueltas.

El concepto que María tenía de sí misma le impedía dar gracias a Dios por el don de la hermosura. Le impedía ver la realidad. Y, peor aún, le impedía desarrollar una relación verdaderamente afectuosa, el don del amor, con su marido, que la quería de veras.

¿En qué consiste la imagen de uno mismo o la estimación propia? La imagen que tenemos de nosotros mismos está basada en el sistema completo de imágenes y sentimientos que hemos ido juntando sobre nosotros mismos. Para expresar esta combinación de imágenes y de emociones, uso con frecuencia la palabra compuesta *sentimientos-conceptos* o *conceptos-sentimientos*. Porque el concepto de uno mismo incluye a la vez imágenes mentales y sentimientos emocionales. Tenemos todo un sistema completo de sentimientos-conceptos y de conceptos-sentimientos sobre nosotros mismos. Éste es el verdadero núcleo de nuestra personalidad. Y en ninguna parte de la Biblia es la expresión corazón y mente más apropiada que aquí: «Porque cual es su pensamiento en su corazón, tal es él» (Pr. 23:7). El modo en que te *ves* y te *sientes* en lo profundo del corazón de tu personalidad, esto es lo que eres y lo que llegarás a ser. Lo que ves y sientes determinará tus relaciones con otras personas y con Dios.

Este hecho es vitalmente importante para los adolescentes, porque no hay nada más necesario para el crecimiento y la nutrición como cristiano en el Señor que el desarrollo de una imagen propia sana, buena, cristiana.

El Dr. Maurice Wagner, un consejero cristiano profesional, en su excelente libro *La sensación de ser al-*

guien (Zondervan, pp. 32-37), explica los tres componentes esenciales para una imagen propia sana:

El primero es *un sentimiento de pertenecer*, de ser amado. Esto es, simplemente, el darse cuenta de que se es querido, aceptado, que otros se interesan en uno, gozan con él y lo aman. Yo creo que este sentimiento empieza antes del nacimiento. He aconsejado a personas con heridas tan profundas, que he quedado convencido de que su sentimiento de rechazo hay que ir a buscarlo a las actitudes de sus padres antes del nacimiento. Si no se quiere a un niño, raramente se le hace posible que desarrolle un sentimiento de pertenencia.

El segundo componente es *un sentimiento de valor*. Eso es la creencia y el sentimiento: «Cuento, soy de valor, tengo algo que ofrecer.»

El tercero es *un sentimiento de ser competente*. Es el sentimiento-concepto: «Puedo hacer esta tarea; puedo hacerme cargo de esta situación; soy capaz de hacer frente a la vida.» Puestos juntos —dice el Dr. Wagner—, se tiene una tríada de sentimientos-conceptos de uno mismo: el pertenecer, el valer y el ser competente.

Las fuentes de la imagen de uno mismo

Hay cuatro fuentes para la imagen de uno mismo, cuatro factores que contribuyen a que la persona construya la imagen de sí mismo: el mundo exterior, el mundo interior, Satanás con todas las fuerzas del mal, y Dios y su Palabra. En este capítulo vamos a dar una mirada al mundo exterior, puesto que éste es la fuente primaria, el suelo básico sobre el que crece la imagen de uno mismo.

El mundo externo incluye todos los factores que han entrado en tu constitución; la herencia y nacimiento, la infancia, la niñez y la adolescencia. El mundo exterior es tu experiencia de la vida tal cual es hasta el momento presente. Tu experiencia del mundo exterior te dice cómo se te trató, cómo fuiste criado y cuáles eran tus relaciones con la gente en los primeros años de tu vida. De modo primario, se refiere a tus padres y miembros de la familia y los mensajes que te enviaron sobre ti mismo mediante sus expresiones faciales, tono de voz, actitudes, palabras y acciones.

George Herbert Mead, un gran psicólogo social, usa una frase interesante para describir las relaciones de una persona con el mundo exterior. La llama el «yo del espejo». Un niñito tiene un concepto muy limitado de sí mismo. Pero, a medida que crece, gradualmente llega a distinguir diferencias y a obtener una imagen de sí mismo. ¿De dónde la obtiene? De la reflexión ante las reacciones de las otras personas importantes de su vida.

San Pablo estaba mucho más adelante que el Dr. Mead, hace ya siglos. En el corazón del capítulo del amor (1 Co. 13, vv. 9-12), Pablo usa la misma idea cuando habla del crecimiento:

> Mi conocimiento es imperfecto, incluyendo el conocimiento que tengo de mí mismo. Cuando era niño, hablaba y pensaba y razonaba como un niño. Cuando crecí, puse a un lado las cosas de niños y, sin embargo, incluso así, todavía veo como si fuera en un espejo que me ofrece sólo reflejos. Pero un día tendré conocimiento perfecto. Entonces veré a Dios y la realidad cara a cara. Ahora conozco sólo en parte, pero entonces me entenderé a mí mismo de modo pleno, tal como se me ha entendido. Mi conocimiento presente parcial, procede del hecho de que me veo en un espejo, de modo oscuro y borroso. (Paráfrasis del autor.)

Una de las características del niño es que sabe y comprende las cosas sólo parcialmente. Parte del crecimiento hasta el amor maduro es alcanzar una comprensión más plena, cara a cara. Nuestras imágenes y nuestros sentimientos sobre nosotros mismos vienen en gran parte de las imágenes y sentimientos que vemos reflejados en los miembros de nuestra familia, o lo que observamos en sus expresiones, oídos en el tono de su voz y vemos en sus acciones. Estas reflexiones nos dicen no sólo quiénes somos, sino también lo que llegaremos a ser. A medida que los reflejos pasan a ser parte de nosotros mismos, tomamos la forma de la persona que vemos en el espejo de la familia.

¿Recuerdas la última vez que fuiste a un parque en que hay espejos cóncavos y convexos? Te miraste en un espejo y te viste como un esqueleto, con manos larguiruchas. En el siguiente estabas redondo como una pelota. Otro espejo los combinaba a los dos, de modo que de la cintura para arriba eras como una jirafa, mientras que de la cintura para abajo eras como un hipopótamo.

El ver tu figura en los espejos fue una experiencia divertida, especialmente para la persona que estaba a tu lado. Se caía de risa al verte. ¿Qué había sucedido? Los espejos estaban modelados de forma que te veías según la curvatura del cristal.

Ahora bien, pon estos espejos en la familia. ¿Qué pasa si tu madre, tu padre, tu hermano, tu hermana, tus abuelos, las personas importantes en tu vida de niño, de alguna forma cada uno de los espejos reflejan una imagen deformada de ti? ¿Qué pasaría? No tardarías mucho en desarrollar una imagen de ti mismo como si te estuvieras mirando en los espejos de la familia. Después de poco empezarías a obrar y hablar y relacionarte con los tuyos de manera que se ajustaría a la imagen que habrías estado viendo en estos espejos.

En nuestros retiros en Ashram celebramos una sesión llamada «La hora de la Franqueza» o «del Corazón abierto», en que la gente comparte de modo franco sus necesidades más profundas. La pregunta que hacemos durante esta hora es la siguiente: «¿Qué hay en tu vida que te impide ser lo máximo para Jesucristo?» Una noche un pastor se levantó para compartir sus experiencias con otros. Tendría unos cuarenta años, era de buen parecer, en el vigor de la vida, un triunfador. Era pastor de una iglesia próspera y grande. Pero confesó con profunda emoción temores importunos de inadecuación, su batalla constante con sentimientos de inferioridad. Era muy sensible a lo que la gente decía de él y cualquier crítica le dejaba paralizado. El temor le impedía lanzarse a actividades creativas en el ministerio a las cuales sentía que Dios le había llamado.

Después de la sesión vino a verme un líder de la iglesia y me dijo:

—Como puede comprender, nunca habría creído poder oír estas palabras de este pastor. Es un hombre apuesto y que tiene éxito. Tiene una familia excelente y una iglesia maravillosa. Nunca podría haber pensado que hubiera este tormento en el corazón de este hombre.

Resultó que yo conocía a la familia de aquel pastor. Sabía la forma en que había sido descuidado por su padre, y que este «espejo» cuenta mucho. Si un padre no dedica tiempo a su hijo, le manda un mensaje importante: «No tienes importancia para mí. Tengo otras cosas más importantes que hacer.» Yo sabía que su padre le había rebajado muchas veces, y que su madre, con su espiritualidad azucarada, había tratado de ayudarle cuanto podía. Su modo de ayudar era recordarle lo que se esperaba de él, o bien le comparaba con su hermana mayor, que era muy inteligente y atractiva. Yo conocía los espejos curvos destructivos del descuido y la falta de afecto, la crítica y la comparación en que su estimación propia se había formado o, mejor, deformado. Estas heridas estaban aún infectando su personalidad treinta años más tarde, siendo un freno a su potencial y saboteando su servicio a Dios.

En caso de que a algunos esto pueda parecerles que estoy buscando alguien a quien echar la culpa, permitidme que diga que no lo estoy haciendo. En este mundo caído e imperfecto todos los padres son imperfectos en su tarea de criar a los hijos. La mayoría de los padres que conozco están haciendo lo mejor que pueden. Por desgracia, nuestros modelos iniciales no fueron en modo alguno ideales, si vamos regresando hasta Adán y Eva. Caín y Abel tienen que haber visto mucha tensión y conflicto: su hogar tiene que haber sido desgraciado, porque uno de los hermanos acabó matando al otro.

Aunque todos somos culpables, no trato de asignar grados de culpa. Más bien estoy tratando de conseguir luz y comprensión para que podamos hallar el punto en que necesitamos ser sanados y donde necesitamos reconstruir la imagen que tenemos de nosotros mismos.

¿Necesitas un nuevo juego de espejos tú mismo? Hay muchos adolescentes que lo necesitan, y lo mismo matrimonios jóvenes que están criando a sus hijos. Alguien ha dicho: «Tu niñez es el período de la vida en que Dios desea construir las habitaciones del templo en que Él quiere vivir cuando tú seas mayor.» ¡Qué pensamiento tan hermoso! Los padres tenemos el gran privilegio y la grave responsabilidad de dar el diseño básico del templo: la imagen que tiene el niño de sí mismo.

Si el niño está convencido de su poco valor, el niño pondrá poco valor en lo que dice o hace. Si está programado para la incompetencia, será incompetente. Un hombre me dijo que lo que más recuerda es la forma en que su padre siempre le decía: «Ya te lo he dicho mil veces: si hay algún modo de hacerlo mal, seguro que vas a encontrarlo.»

Si esta clase de subestimación de sí mismo ha sido programada en una persona, es difícil —y en algunos casos imposible casi— que esta persona se sienta amada por Dios, aceptada por Él y de valor para Él y para su reino y servicio. Muchas luchas al parecer espirituales no son espirituales en modo alguno en su origen. Aunque puedan parecer como si se tratara de un juicio de Dios sobre una conciencia culpable, en realidad proceden de los sentimientos-conceptos dañinos resultantes de la propia estimación inferior.

Shirley

Éste era el caso de Shirley, la esposa de un estudiante de seminario. Tenía unos veinticinco años cuando vino a verme para recibir ayuda. Cuando Shirley empezó a derramar su aflicción, se desbordó como un torrente. Tenía problemas matrimoniales a montones y mucha tensión en su trabajo. Ya había cambiado de empleo varias veces porque tenía dificultades en llevarse bien con los demás. A pesar de sus intentos más sincero en la obra cristiana, meditaciones, testimonio y oración, no se sentía satisfecha, ni mucho menos, de su relación con Dios, y tenía la seguridad de que Dios no estaba contento de ella.

Había recibido muchas cosas buenas de sus padres en su hogar, en un área rural: seguridad, disciplina, trabajo, entrega cristiana sólida y estándares elevados de moralidad. Los padres de Shirley eran gente del tipo que se considera la sal de la tierra, y de ellos Shirley había recibido el amor a Dios, aunque sincero, como un sentimiento de deber, y lo mismo amor a su Palabra y a la iglesia.

Pero de modo gradual Shirley y yo empezamos a ver que, aunque sus padres habían hecho lo mejor de que eran capaces, lo habían hecho en una forma errónea, pues en sus cumplimientos hacían comparaciones o establecían condiciones.

- «Shirley, eres muy buena cuando...»

- «Shirley, espero que nunca seas como Sally...»

- «Esto está muy bien, Shirley, pero...»

- «Te queremos cuando... sí... pero...»

¡Muchas condiciones! Y Shirley creció, deshaciéndose por conseguir más, llegar más alto, cumplir en más cosas. Y lo hacía muy bien, excepto en un área. Como se sabe, algunas chicas durante la adolescencia pasan por la fase del «patito feo». Shirley era una de éstas, y su padre trató de ayudarla a que se aceptara a sí misma. La amaba, realmente, pero una y otra vez le decía: «Como sabes, es imposible hacer un melocotón de una patata.» Aunque el padre creía que la ayudaba, en realidad estaba formando callos y haciendo cortes en el mismo corazón de su estimación propia.

Creció con la imagen de una patata, pensando que era fea, deformada, algo que se esconde bajo el suelo.

Shirley y yo empezamos a ver que la imagen de la patata había afectado toda su vida, se había hecho tan sensible como una herida abierta. Tomaba a mal todo lo que le decían sus amigas, su jefe, sus compañeros de trabajo, sus vecinos y su esposo, que la amaba. Y, naturalmente, su Dios. ¿Cómo podía creer que Dios la amaba, si la había hecho como una patata? No era muy amable que Dios hubiera hecho esto. Tampoco podía aceptar el amor de su marido. Las patatas nos gustan para comer, pero su aspecto deja mucho que desear.

Las heridas que sufría Shirley eran muy profundas. Tuvimos que seguir muchos recuerdos penosos con nuestro Señor, exponiéndoselos para que Él los sanara. Durante todo el período en que vino a mi despacho para ser aconsejada, raramente usaba yo el nombre de Shirley. Con frecuencia la llamaba «Melocotón de Dios» o mi «Melocotón».

Hice todo lo que pude para volver a programar la imagen que ella tenía de sí misma. Y ella respondió a la gracia de Dios de una manera maravillosa. Cuando descubrió que era hija de Dios, dejó que el amor y la gracia entraran a raudales en ella y se llevaron los sentimientos e imagen de patata. Fue una de las transformaciones más notables que he visto. Incluso su mismo aspecto cambió. Cuando Shirley empezó a cuidarse, su aspecto se hizo más atractivo. Mejor aún, se volvió una persona atractiva y comenzó a relacionarse mejor con los demás. Se volvió una persona con un sentido de valor cristiano apropiado.

Algunos años más tarde cuando fui a hablar a otro Estado, Shirley vino a verme después del servicio, llevando en los brazos un precioso bebé, una hermosura. Miré a la niña y le dije:

—Shirley, esta niña no la ha producido ninguna patata.

Ella me miró con una sonrisa traviesa y, riendo, contestó:

—Un pequeño melocotoncito, ¿no?

En la experiencia humana es raro que un hombre dé su vida por otro, incluso si éste es un buen hombre; aunque hay muy pocos que hayan tenido el valor de hacerlo. Con todo, la prueba del asombroso amor de Dios es ésta: que cuando aún éramos pecadores, Cristo murió por nosotros. Además, si Él hizo esto cuando aún éramos pecadores, ahora que somos justificados por el derramamiento de su sangre, ¿qué razón tenemos para temer la ira de Dios?

Si mientras éramos sus enemigos Cristo nos reconcilió con Dios muriendo por nosotros, sin duda ahora que estamos reconciliados podemos estar perfectamente ciertos de nuestra salvación por el hecho de que Él vive en nosotros. Es más, estoy seguro de que éste no es un asunto de la mera salvación: podemos llevar la cabeza alta a la luz del amor de Dios a causa de la reconciliación que Cristo ha hecho.

Romanos 5:7-11 (trad. de Phillips)

Jesús le dijo: «Amarás al Señor tu Dios con todo tu corazón, con toda tu alma, y con toda tu mente.» Éste es el primero y gran mandamiento. Y el segundo es semejante: «Amarás a tu prójimo como a ti mismo.» De estos dos mandamientos dependen toda la ley y los profetas.

Mateo 22:37-40

6

CURANDO NUESTRA ESTIMACIÓN PROPIA DEFICIENTE

SEGUNDA PARTE

El concepto que una persona tiene de sí misma es un sistema de sentimientos y conceptos que se ha construido acerca de sí misma. Hay cuatro fuentes a partir de las cuales obtenemos el concepto de nosotros mismos.

▪ El *primero* es el *mundo exterior,* que consideramos en el capítulo 5. De este mundo exterior vemos imágenes y sentimientos sobre nosotros mismos reflejados en los espejos de los miembros de la familia. Decidimos lo que somos a partir de nuestro primer sistema de relaciones, por la manera en que somos tratados, se nos cuida y se nos quiere, y el lenguaje de las relaciones que aprendemos a medida que vamos creciendo.

▪ La segunda fuente es el *mundo de dentro,* el equipo físico, emocional y espiritual que traemos al mundo. Esto incluye nuestros sentidos, nuestros nervios, nuestra capacidad para aprender, registrar, responder. Para algunos, el mundo de dentro incluye sus defectos, deformidades, minusvalías.

No hay dos niños idénticos. Son tan maravillosamente diferentes como los copos de nieve. ¡Y qué error hacen los padres al tratar de criar a sus hijos, por medio de libros de instrucciones, como si todos fueran iguales! Los padres saben de qué estoy hablando. Algunos tienen un hijo que es muy semejante a la mula proverbial, de modo que es necesario una vara para llamarle la atención y, más aún, disciplinarlo. Y luego viene otro hijo que es tan sensible como una sensitiva: no tienes necesidad de levantar la voz para obtener de él una respuesta. ¡Qué ridículo pensar que una serie de principios de crianza de hijos es bastante! Estas diferencias existen por el hecho de que somos quienes somos y a causa de nuestro equipo psicofísico.

Sin embargo, hay también un factor espiritual. Y es en este punto que diferimos de todas las psicologías seculares, humanistas y paganas, que miran la naturaleza humana como esencialmente buena o moralmente neutra. Nosotros los cristianos no pensamos de esta manera. Dios nos ha revelado en su Palabra que no entramos en esta vida moralmente neutros. Más bien somos víctimas de una tendencia básica hacia el mal, una inclinación hacia lo malo. A esto llamamos pecado original.

La verdad es que el pecado es lo único en todos nosotros que no es muy original. Las leyes y los principios por los que se gobiernan todas las relaciones personales y el desarrollo humano garantizan la transmisión del pecado, cuando nuestros dos primeros padres quisieron hacer de las suyas y, dejando a Dios, empezaron a vivir una vida de egocentrismo y de orgullo. Comenzando con el primer pecado de Adán y Eva, se puso en marcha una reacción en cadena de parentesco imperfecto, a través de fallos e ignorancias y acciones erróneas, y, peor aún, por medio de un amor condicionado.

La herencia de los padres hace de todo ser humano la víctima de una pecaminosidad corporativa. No venimos a este mundo perfectamente neutros, sino ladeados en dirección al mal. Estamos fuera del equilibrio en nuestros motivos, deseos y tendencias. Estamos fuera de proporción, con una inclinación hacia el mal. Y, debido a este defecto de nuestra naturaleza, nuestras respuestas son excéntricas, fuera del centro.

Hace años hallé un dicho que es útil en extremo para aconsejar a la gente: «Los niños son los mayores grabadores del mundo, pero son los peores intérpretes del mundo.» Los niños recogen muchas de las imperfecciones que los rodean y, debido al egocentrismo que hay en cada uno de nosotros, interpretan mal gran parte de lo que incorporan, y esto afecta grandemente la imagen que se forman de sí mismos. Al margen de cuanto hayan hecho los padres, parece que la mayoría de las personas llegan a la edad adulta con el sentimiento de que «tú vas bien, pero yo no». Es casi parte del equipo humano.

La Biblia deja bien claro que no somos meramente víctimas. Todos somos pecadores y compartimos la responsabilidad de lo que somos y de lo que seremos. Nunca he visto a nadie curado verdaderamente, a menos que, junto con el hecho de que hayan perdonado a todos los que les habían perjudicado y hecho injusticias, haya recibido además el perdón de Dios por sus propias respuestas falsas.

■ *Satanás* es la tercera fuente, y ya hemos empezado a considerarle como una fuente de nuestra estimación personal deficiente. Satanás usa nuestros sentimientos de autodesprecio como un arma terrible en los tres papeles que juega: Satanás es un mentiroso (Jn. 8:44), es el acusador (Ap. 12:10) y el que ciega nuestra mente (2 Co. 4:4). En estos tres sentidos hace uso de la inferioridad, inadecuación y actitud despreciativa de uno mismo para derrotar a los cristianos e impedirles que realicen su pleno potencial como hijos de Dios.

■ La cuarta fuente de nuestro concepto de nosotros mismos es *Dios*. Ahora nos movemos desde el problema de la estimación propia deficiente, al poder para una nueva imagen cristiana de uno mismo. Ahora nos apartamos de la enfermedad y nos dirigimos a la cura, porque hay pasos prácticos que hay que dar hacia la curación de nuestra estimación propia deficiente.

Corregir la teología propia defectuosa

Que Dios y su Palabra corrijan nuestras creencias falsas. Muchos cristianos han adoptado una idea que es realmente un pecado a la vista de Dios y la han envuelto de un ropaje teológico pío. Es posible que tú también hayas hecho una virtud de un vicio. Ahora bien, es imposible pensar mal y al mismo tiempo vivir bien. No puedes creer el error y practicar la verdad.

Esta falsa creencia sugiere que una actitud de desprecio a uno mismo es agradable a Dios, que es una parte de la humildad cristiana y es necesaria para la santificación y la santidad.

La verdad es que el desprecio propio no es verdadera humildad cristiana y va en contra de las mismas enseñanzas básicas de la fe cristiana. El mayor mandamiento es que amemos a Dios con todo nuestro ser. El segundo mandamiento es una extensión del primero: que amemos al prójimo como nos amamos a nosotros mismos. No tenemos dos mandamiento aquí, sino tres: amar a Dios, amarse a uno mismo y amar a otros. Yo pongo el *yo* segundo, porque Jesús hace claramente de una estimación adecuada propia la base de un amor apropiado del prójimo. El término *amor propio* ha adquirido un sentido que no es bueno, equivalente a egocentrismo. No se trata de esto. Se trata de una estimación o evaluación recta y apropiada de uno mismo. Ésta es la base del amor cristiano a los demás. Y esto es lo opuesto de lo que creen muchos cristianos.

Hace años, después de predicar un sermón sobre estos dos grandes mandamientos de Jesús, vino a verme un anciano que me dijo:

—Aunque sea tan viejo, nunca he oído realmente la Palabra de Jesús correctamente.

88

—¿Qué quiere decir? —le contesté.

—Pues verá —me dijo—, mientras usted estaba predicando, de repente me di cuenta de que con los labios había dicho: «Ama a tu prójimo como a ti mismo», pero dentro de mi interior había oído realmente: «Ama a tu prójimo, pero aborrécete a ti mismo.» Me parece que he estado viviendo escrupulosamente según el mandamiento como yo lo entendía.

Después de una reunión de avivamiento en que prediqué sobre la estimación propia adecuada, una señora se me acercó y me dijo que había formado parte de la iglesia toda su vida, pero que yo era el primer evangelista del cual había escuchado que debía amarse a sí misma.

—Durante todos estos años —añadió— yo creía que Dios quería que me aborreciera a mí misma para que permaneciera humilde.

¿Tienes necesidad de poner en orden tu teología? Cuando amas a Dios y a ti mismo y a los otros, estás cumpliendo toda la ley de Dios (Mt. 5:43-48). Cuando Jesús proclamó la ley, no estaba confirmándola o glorificándola, tal como hacían algunos rabinos de su tiempo. Más bien con autoridad estaba reafirmando el principio del triángulo eterno: el amor a Dios, a nosotros mismos y a los otros. Esta ley básica de Dios está escrita en la naturaleza del universo entero. Opera en cada una de las células de nuestro cuerpo. La persona que tiene una estimación propia adecuada es más sana en todas las formas que la persona que tiene una estimación propia deficiente. Ésta es la manera en que Dios te ha hecho, y si vas contra ello, no sólo estás siguiendo una teología equivocada, sino que estás cortejando a tu propia destrucción.

Aunque algunos textos de la Escritura sugieren la importancia de la estimación propia elevada, el apóstol Pablo declara de modo tajante que es la base de una de las relaciones más importantes e íntimas en la vida, la del esposo con la esposa en el matrimonio: «Así también los maridos edeben amar a sus mujeres como a sus mismos cuerpos. El que ama a su mujer, se ama a sí mismo. Porque nadie aborreció jamás a su propia carne, sino que la sustenta y la trata con cariño» (Efesios 5:28-29).

Phillips lo dice de esta manera: «El amor que un hombre da a su esposa es la extensión del amor que se tiene a sí mismo, dirigiéndolo a ella.» El ejemplo divino se da en el versículo siguiente: «Y esto es lo que Cristo hace por su cuerpo, la iglesia.» Y después Pablo afirma de nuevo: «Que cada uno ame a su esposa como a sí mismo; y la mujer respete a su marido.»

La experiencia confirma la precisión psicológica de Pablo. Porque algunas personas aman a sus cónyuges de la forma en que se aman a sí mismos y por ello los matrimonios suyos naufragan. Porque el desprecio propio se abre su camino en el matrimonio. Una estimación y cariño a uno mismo, y el darse cuenta del valor propio, son esenciales si uno quiere ser una buena esposa o un buen marido.

Esta estimación propia es esencial para tratar bien al prójimo. La advertencia de Pablo es apropiada: «que cada creyente que está entre vosotros, que no tenga más alto concepto de sí que el debe tener, sino que piense de sí con cordura» (Ro. 12:3). La cordura nunca se excede o se queda corta en la estimación. Es Satanás el que confunde y nos ciega sobre este punto, puesto que nos acusa: «Vigila, vigila; esto es orgullo.»

Pero, en realidad, la verdad se halla en lo opuesto. Porque la persona con una estimación propia baja siempre está tratando de afirmarse, de demostrarse. Tiene la necesidad de estar en lo cierto en toda ocasión, de verificarse. Se envuelve en una constante introspección.

Una persona con una estimación propia deficiente se vuelve egocéntrica en extremo. Esto no significa por necesidad que sea egoísta. Puede ser como una estera a la puerta, y esto es parte del problema que tiene. Pero es egocéntrica en el sentido de que siempre se está mirando a sí misma y poniéndose a prueba. Puede incluso estar siempre procurando que se le alabe, maniobrando a otros para que le corroboren con su alabanza.

No se puede realmente amar a otros de modo incondicional cuando uno necesita demostrar el propio valor. Puede parecer que se ama a los otros, cuando, en realidad, se les está usando para asegurarse uno mismo de que todo va bien.

La negación de uno mismo no es una parte de la humildad o la santificación o la santidad. La crucifixión propia, o la entrega de uno mismo, no significa en modo alguno que uno se rebaje a sí mismo.

Recibe la estimación propia de Dios

Desarrolla la imagen de tu valor a partir de Dios, no a partir de reflejos falsos que te han llegado en el pasado. La curación de la estimación propia deficiente depende de una decisión que tienes que hacer: ¿Vas a escuchar a Satanás cuando hace uso de todas sus mentiras, falsedades, rebajamientos y desprecios que has recibido en el pasado para tenerte atado a sentimientos y conceptos no sanos ni cristianos respecto a ti mismo? ¿O bien recibirás tu estimación propia de Dios y su Palabra?

Aquí hay algunas de las preguntas más importantes que tienes que hacerte.

■ ¿Qué derecho tengo a despreciar o rebajar a alguien a quien Dios *ama* tan profundamente? No digas: «Bueno, yo sé que Dios me ama, pero yo no puedo aguantarme a mí mismo.» Esto es una parodia de la fe, un insulto a Dios y a su amor. Es la expresión de un resentimiento sutil escondido contra tu Creador. Cuando desprecias su creación, estás en realidad diciendo que no te gusta el diseño o no te importa mucho su Autor. Estás llamando inmundo lo que Dios llama limpio. Estás fallando en comprender lo mucho que Dios te ama y lo mucho que significas para Él.

■ ¿Qué derecho tienes a despreciar o rebajar a alguien a quien Dios ha *honrado* de modo tan grande? «Mirad qué amor tan sublime nos ha dado el Padre, para que seamos llamados hijos de Dios» (1 Jn. 3:1).

Y éste no es sólo el nombre con que somos llamados. Es lo que somos. «Amados, ahora somos hijos de Dios» (v. 2).

¿Crees que cuando consideras a un hijo o hija de Dios inferior o indigno Él se complace con lo que llamas humildad?

■ ¿Qué derecho tienes a despreciar o rebajar a alguien a quien Dios *estima* de modo tan alto? ¿En cuánto te evalúa Dios? «En la experiencia humana es raro que un hombre dé su vida por otro, incluso si éste es un buen hombre... Con todo, la prueba del amor asombroso de Dios es ésta: que fue mientras aún éramos pecadores que Cristo murió por nosotros... Podemos mantener erguida la cabeza a la luz del amor de Dios» (Ro. 5:7-8, 11, Phillips). Dios ha declarado el valor que tenemos. Eres alguien a quien Dios evalúa de modo tan alto que ha dado la vida de su propio Hijo querido para redimirte.

■ ¿Qué derecho tienes a rebajar o despreciar a alguien para quien Dios ha hecho una *provisión* tan abundante? «¿Cuánto más vuestro Padre celestial que está en los cielos dará cosas buenas a los que le pidan?» (Mt. 7:11). «Dios suplirá todas vuestras necesidades» (Fil. 4:19). Esto no da la impresión de que Él quiera que te aborrezcas o que te sientas inadecuado.

■ ¿Qué derecho tienes a rebajar o despreciar a alguien en favor del cual Dios ha hecho *planes* tan cuidadosamente?

Alabado sea Dios por habernos dado a través de Cristo todo beneficio espiritual... Considerad lo que ha hecho: antes de la fundación del mundo nos escogió para que fuéramos en Cristo sus hijos santos e inmaculados, viviendo bajo su cuidado constante. Él hizo planes, en su amor intencional, para que pudiéramos ser adoptados como sus hijos propios (Ef. 1:3-5, Phillips).

■ ¿Qué derecho tienes a despreciar o rebajar a alguien en quien Dios se *deleita*? El apóstol Pablo dice que somos «aceptos en el Amado» (Ef. 1:6). ¿Recuerdas las palabras del Padre con ocasión del bautismo de Jesús? «Éste es mi Hijo amado, en el cual tengo complacencia» (Mt. 3:17). Pablo nos proporciona un pensamiento atrevido: estamos «en Cristo». Usa esta expresión unas noventa veces. Vosotros estáis en Cristo, porque estáis en el Amado. Dios te ve en Cristo y te dice: «Tú eres mi hijo querido, tú eres mi hija querida, en quien me complazco.»

¿De dónde has de sacar la idea que has de tener de ti mismo? ¿De las deformaciones de tu niñez? ¿De las heridas pasadas y las falsas ideas que han sido programadas en ti? O mejor dirás: «No, no voy a escuchar todas estas mentiras de mi pasado. No voy a escuchar a Satanás, el mentiroso, enredador, que ciega y deforma. Voy a escuchar la opinión que Dios tiene de mí, y dejaré que Él instile esta nueva idea en mí, hasta que su estimación amorosa forme parte de mi vida, hasta lo más profundo de mis sentimientos interiores.»

Coopera con el Espíritu Santo

Has de pasar a ser un colaborador de Dios en esta reprogramación y proceso de renovación. Esta obra es un proceso continuo, no una crisis súbita. No conozco a ningún cristiano que en una experiencia única haya cambiado la imagen que tenía de sí mismo de la noche a la mañana. Somos «transformados por la renovación de nuestra mente» (Ro. 12:2). Los verbos en este versículo representan una acción continua, y la palabra *mente* describe la forma en que piensas, la manera en que miras a la vida como un proceso diario.

¿Cómo puedes cooperar con el Espíritu Santo para hacer estas cosas?

■ Pídele a Dios que te detenga cada vez que vas a rebajarte. Cuando empieces a hacer esto vas a tener una sorpresa. Porque hallarás que tu estilo de vida es una verdadera reproducción de ti mismo. Aquí tienes unas ideas. ¿Qué haces cuando alguien te felicita por

93

algo que has hecho? ¿Puedes decir: «Gracias.» «Estoy contento de que le haya gustado», o bien empiezas con tus acostumbradas expresiones despectivas, rebaján- dote? Si tienes la costumbre de rebajarte, te costará bastante dejar de hacerlo, porque lo que deseas es continuar con toda tu historia. Pero es mejor que no lo hagas.

Creo que la espiritualización es lo peor; es algo que debe ser verdaderamente repelente a Dios. Alguien di- ce: «Le oí cantar y me gustó lo que cantaba.» Enton- ces tú te sientes muy espiritual y dices: «Bueno, pero no fui realmente yo, fue el Señor.» Seguro que fue el Señor, porque tú dependes de Él. Pero no tienes necesidad de decirlo cada vez.

■ Deja que Dios te ame, déjale que te enseñe a amarte a ti mismo y a amar a otros. Necesitas amor. Quieres que Dios te confirme, te acepte, y esto es lo que Dios hace. Pero debido a tu desgraciada progra- mación a partir de otras fuentes, te es difícil aceptar el amor. De hecho, te es tan difícil que puedes pensar que es más cómodo ir siguiendo como hacías antes.

Te desafío a que entres en el proceso curativo, para que puedas mantener la cabeza erguida como hijo o hija de Dios mismo.

Venid a mí todos los que estáis fatigados y carga-dos, y yo os haré descansar. Llevad mi yugo sobre vosotros, y aprended de mí, que soy manso y humilde de corazón; y hallaréis descanso para vuestras almas, porque mi yugo es cómodo, y mi carga ligera.

Mateo 11:28-30

Por tanto, queda un reposo para el pueblo de Dios. Porque el que ha entrado en su reposo, también él mismo ha reposado de sus obras, como Dios de las su-yas. Procuremos, pues, entrar en aquel reposo.

Hebreos 4:9-11

7

SÍNTOMAS DE PERFECCIONISMO

Hay muchas clases de depresión y varían mucho en grado. Voy a hablar de una clase de depresión causada por las emociones traumatizadas y de modo específico por una deformación espiritual conocida como *perfeccionismo*.

En el mismo momento en que menciono la palabra veo que se levantan banderas rojas en actitud de defensa. ¿No es un hecho que nosotros creemos en la perfección cristiana? Sin la menor duda. Pero hay una gran diferencia entre la verdadera perfección cristiana y el perfeccionismo. Si bien en lo superficial se parecen, hay un abismo entre una y otro.

El perfeccionismo es una falsificación de la perfección, la santidad y la santificación cristianas, o sea, la vida llena del Espíritu. En vez de hacernos personas santas y personalidades integradas —esto es, personas enteras, sanas, en Cristo—, el perfeccionismo nos deja hechos fariseos espirituales y neuróticos emocionales.

¿Crees que estoy exagerando el cuadro? ¿Crees que

esto es algún descubrimiento de última hora hecho por los psicólogos o el pastor? Quiero asegurarse que, a través de siglos, pastores sensatos han obervado estas clases de cristianos sufrientes y se sentían en gran manera preocupados por ellos muchísimo antes de que la palabra *psicólogo* hubiera pasado a ser de uso popular. Aunque no sabían qué hacer sobre ello, reconocían el problema.

John Fletcher, un contemporáneo de John Wesley, describe a algunos de los miembros de su iglesia:

> Algunos llevan grandes cargas sobre sí mismos que se las han hecho ellos mismos, y cuando no pueden llevarlas, se atormentan la conciencia con una culpa imaginaria. Otros van desatentados en medio de temores sin base por haber cometido el pecado imperdonable. En una palabra, ¿no vemos a centenares que, aun cuando tienen motivos para pensar que su estado es bueno, en vez de ello creen que no hay salvación alguna para ellos?

El pastor itinerante John Wesley los describió de esta manera:

> Algunas veces esta calidad excelente que llamamos una conciencia viva es llevada a extremos. Hallamos algunos que temen cuando no hay lugar a temor, que están condenándose continuamente sin causa, imaginándose que cierta cosa es pecaminosa, cuando la Escritura en modo alguno lo justifica. Esto es llamano propiamente una conciencia escrupulosa, y un mal lamentable. Es muy conveniente no ceder a ello en tanto sea posible, pues más bien es un asunto de oración para que seas librado de este mal penoso y puedas recobrar una mente sana. (Arthur C. Zepp, *La conciencia sola no es una guía segura*, Chicago: The Christian Witness Company, 1913, p. 103.)

Un antiguo pastor llegó a escribir un libro sobre el perfeccionismo, llamado *El tratamiento espiritual de los que sufren de los nervios y de escrúpulos.* ¡Es un título exacto de modo sorprendente!

Síntomas

El perfeccionismo es el problema emocional que más trastornos causa entre los cristianos evangélicos. Entra en mi despacho con mayor frecuencia que ningún otro problema cristiano de por sí.

¿Qué es el perfeccionismo? Como es mucho más fácil de describir que de definir, quiero que veas alguno de los síntomas del mismo.

1. *La tiranía de los «debo».* Su característica principal es un sentimiento constante y general de no hacer las cosas bastante bien o ser bastante bueno nunca. Este sentimiento lo satura todo en la vida, pero especialmente afecta a nuestras vidas espirituales. La frase de Karen Horney, psicóloga, lo describe de modo perfecto: «Es la tiranía de los *debo.*» Aquí hay las expresiones típicas:

- «Debo hacerlo mejor.»

- «Debía haberlo hecho mejor.»

- «Debo poder hacerlo mejor.»

Desde el acto de preparar una comida al de dar testimonio: «No lo he hecho bastante bien.»

Las palabras favoritas del perfeccionista son: «podría», «debería», «tendría que». Si vives en este estado emocional, el himno nacional es «Con tal que...» Siempre de pie, de puntillas, siempre tratando de alcanzar algo, extendiendo el brazo, pero sin llegar nunca.

2. *Desaprobación propia.* La relación entre perfeccionismo y estimación propia deficiente es evidente. Si nunca haces nada bastante bien, o no estás a la altura, tienes un sentimiento de continua desaprobación propia. Si nunca estás satisfecho contigo mismo y lo que has hecho, como es natural, el paso siguiente es: Dios nunca se complace contigo tampoco. Siempre te dice: «¡Venga, un poco más, puedes hacerlo mejor!». Y si eres un perfeccionista y nunca estás satisfecho contigo mismo, la respuesta es: «Naturalmente.»

Haz lo que quieras, y como quieras, siempre te quedas en segundo lugar, no el primero. Y como tú y Dios siempre exigís el primer lugar, no es suficiente. Así que, de vuelta a los trabajos forzados en la mina espiritual, con esfuerzos redoblados para satisfacerte a ti y a un Dios cada vez más exigente, que nunca está contento. Pero siempre vas a quedarte corto, no llegas a la altura. Nunca llegas, pero nunca dejas de intentarlo.

3. *Ansiedad.* Los «debes» y la desaprobación propia producen una conciencia hipersensible, bajo un dosel inmenso de culpa, ansiedad y condenación. Como una nube gigantesca, este dosel cuelga sobre tu cabeza. De vez en cuando se levanta en algún punto y el sol brilla a través del jirón, particularmente durante avivamientos, convenciones sobre la vida más profunda, y retiros, cuando das un paso adelante para orar o parar «hacer una entrega más profunda».

Por desgracia, el sol dura más o menos como la última vez en que hiciste lo mismo, seguiste el mismo proceso o pediste la misma bendición. Pronto vuelve a caer la misma nube espesa. Se apoderan de ti los mismos sentimientos que asustan. El sentimiento general de desaprobación divina y de condenación global vuelve para importunar y llamar a la puerta trasera de tu alma.

4. *Legalismo.* La conciencia hipersensible y global de culpa de un perfeccionista generalmente va acompañada de una gran escrupulosidad y un legalismo que exageran los «haz» y «no hagas» externos de modo rígido, las reglas y ordenanzas. Veamos por qué esto sigue a los tres primeros síntomas casi de modo inevitable.

El perfeccionista, con su frágil conciencia, su estimación propia deficiente y su sentimiento de culpa automático casi incorporado, es muy sensible a lo que los demás piensan de él. Como él no puede aceptarse y no está seguro de la aprobación de Dios, necesita la aprobación de otros de modo desesperado. Así que es presa fácil de las opiniones y evaluaciones de otros cristianos. Cada sermón le afecta. Piensa por dentro: «Ah, quizás esto es lo que va mal en mi caso. Quizá si renuncio a esto..., si añado esto a mi vida... Quizá si dejo de hacer esto o empiezo a hacer aquello voy a experimentar paz, gozo, poder. Quizás entonces Dios me aceptará, y le voy a complacer.»

Entretanto, los «haz» y «no hagas» se van amontonando; lo hace porque hay más y más gente a la cual hay que complacer. El halo ha de ser ajustado para una persona, luego para otra. Así que el perfeccionista sigue adaptándose a una forma, luego a otra, y antes que se dé cuenta de lo que está pasando, el halo se ha transformado en lo que Pablo llamó «el yugo de esclavitud» (Gá. 5:1). El yugo era un utensilio familiar en el campo en aquellos días, que se colocaba sobre el cuello del animal para tirar del arado, o que unía a dos bueyes juntos. Pero la palabra fue usada en otro sentido, y éste es el significado en que está pensando Pablo. En el Antiguo Testamento el yugo era el símbolo de la autoridad despótica puesta sobre el cuello de un pueblo conquistado, como símbolo de su esclavización. Era algo humillante y destructivo.

Las Buenas Nuevas de la gracia habían entrado en la vida de los gálatas, librándoles de aquella clase de yugo espiritual. Las Buenas Nuevas son: que el camino de Dios no es el de la ejecución perfecta. No importa lo que se haga, uno no puede *con* ello ganar el favor de Dios. ¿Por qué? Porque su favor, el que Él se complazca contigo, es un don de amor de su gracia mediante Jesucristo.

Después de un tiempo, la gracia les pareció *demasiado buena* para ser verdad, y los gálatas empezaron a escuchar otras voces en el mercado, «otro evangelio», como lo llama Pablo (Gá. 1:6). Quizás escucharon a *los legalistas de Jerusalén*, que decían que había que guardar toda la ley, incluso la ley ceremonial. Quizás escucharon a *los ascetas de Colosas*, cuya especialidad era renunciar a las cosas, a fin de agradar a Dios. También observaban ciertos días especiales, lunas nuevas y sábados. Insistían en la «humillación propia», y una estimación propia ínfima de modo deliberado (Col. 2:18). Ponían énfasis en lo que Pablo llama *preceptos*: «No toques, no gustes, no manejes.» Pablo dijo que tenían «cierta reputación de sabiduría en culto ordinario, en humildad y en duro trato del cuerpo, pero no tienen valor alguno contra los apetitos de la carne» (Col. 2:21, 23). ¡Qué preciso y claro!

Y, así, los legalistas de Jerusalén y los ascetas de Colosas producían *los dilucionistas gálatas* y *los reversionistas gálatas*. Son los que volvían a la mezcla diluida de fe y obras, ley y gracia. Y el resultado era lo mismo que es hoy cuando se mezclan la ley y la gracia. Los creyentes inmaduros e hipersensibles se vuelven neuróticos perfeccionistas, llenos de culpa, desazonados, incómodos, desgraciados. Son rígidos en su aspecto, frígidos en su afecto, conformándose a la aprobación y desaprobación de los demás. Con todo, por una paradoja extraña, juzgan, critican, acusan y restringen a los demás.

5. *Ira.* Pero lo peor no ha llegado todavía. Porque, como se ve, hay algo terrible que está empezando a ocurrir en la vida del perfeccionista. Es posible que no se dé cuenta, pero por dentro de su corazón se está desarrollando una especie de ira. Un resentimiento contra los «debes», contra la fe cristiana, contra los otros cristianos, contra sí mismos y contra Dios, lo peor de todo.

¡Oh, no es que sea realmente contra el Dios verdadero! Esto es lo triste del caso; esto es lo que me parte el corazón. El perfeccionista no está contra el Dios de gracia, amante, que se da a sí mismo y que ha venido a nosotros, que en Jesucristo llegó hasta la cruz y a tan gran coste. No; su resentimiento es contra la caricatura de un dios que no está nunca satisfecho. Un dios a quien ellos nunca pueden satisfacer por más que se esfuercen, renuncien a lo que renuncien. Este dios cruel siempre pide más y dice: «No basta.»

El rencor contra esta especie de dios hierve en el perfeccionista. Algunas veces, es reconocido y acaba viéndose que es realmente toda esta tiranía de los «debe». Y otras el perfeccionista puede abrirse paso entre todo ello, hallar gracia y ser librado maravillosamente.

6. *Negación.* Pero con demasiada frecuencia no se hace frente a la ira sino que es negada. Como la ira es considerada un pecado terrible, se hace retroceder. Y toda esta mezcla de mala teología, legalismo y salvación por obras acaba formando un torrente, un Niágara, pero congelado. Es entonces que surgen los problemas profundos emocionales. Los cambios de humor son tan grandes y tan terribles que una persona así parece dos personas al mismo tiempo.

Bajo la presión y la tensión de tratar de vivir con un yo intolerable, un Dios a quien no ama, y otras personas con quienes no se lleva bien, la tensión resultante llega a ser demasiado para esta persona. Y entonces ocurre una de estas dos cosas: un desprendimiento o un colapso.

El *desprendimiento* es muy triste. Se han roto los lazos de contención. Gran parte del tiempo que dedico a aconsejar lo uso en personas que eran cristianos activos pero que han dejado de serlo, se han desprendido. Se echa todo a rodar. El creyente no se vuelve un incrédulo. Todavía cree en la cabeza, pero ya no puede creer en el corazón. Es imposible vivir con el perfeccionismo. Lo ha intentado varias veces y le ha hecho tan desgraciado que lo apartó a un lado.

Otros sufren un *colapso* nervioso o mental. La carga es imposible de llevar y sucumben bajo el peso. Esto es exactamente lo que le ocurrió al Dr. Joseph R. Cooke, profesor de Antropología de la Universidad de Washington en Seattle. Un inteligente doctor preparado en teología bíblica, se fue como maestro misionero a Thailandia. Sufrió un colapso nervioso que le dejó incapacitado para predicar, enseñar o incluso leer la Biblia. Como dice él mismo: «Era una carga para mi esposa, e inútil para Dios y para los demás» (*Se da gratis*, Fleming Revell, 1975).

¿Cómo ocurrió? «Me inventé un Dios imposible, y sufrí un colapso nervioso.» Oh, él creía en la gracia, incluso la enseñaba. Pero sus sentimientos reales sobre el dios con el que vivía día tras día no correspondían a lo que enseñaba. Su dios carecía de gracia y era imposible de complacer.

Las exigencias de Dios sobre mí eran tan elevadas, y su opinión de mí era tan pobre, que me era imposible vivir bajo su ceño frucido... Todo el día me estaba importunando: «¿Por qué no oras más? ¿Por qué no das más testimonio? ¿Vas a aprender a disciplinarte algún día? ¿Cómo puedes permitirte estos pensamientos malvados? Haz esto. No hagas aquello. Cede, confiese, trabaja con más ahínco»... Dios estaba siempre usando su amor contra mí. Me mostraba sus manos taladradas y luego me miraba de hito en hito y decía: «Bien, ¿por qué no eres un cristiano mejor? Venga, rápido, a vivir como debes.» Más que nada, tenía un Dios cuyo concepto de mí era que yo era basura. Oh, Él insistía en que me amaba, pero yo creía que esta aceptación y amor por los que yo suspiraba sólo podían ser míos si le dejaba aplastar prácticamente todo lo que consideraba realmente que era mi persona. Cuando llegaba a este punto, apenas podía hallar en mí una palabra, un sentimiento, un pensamiento o una decisión mías que Dios pudiera aprobar.

Puedes comprender por qué un cristiano sincero que piensa y siente de esta manera está abocado a un colapso total. Y mis años de predicación, aconsejar y orar con cristianos evangélicos me han llevado a creer que esta enfermedad del perfeccionismo es muy común entre la gente de iglesia.

La cura

Sólo hay una cura definitiva para el perfeccionismo: es profunda y simple, es la *gracia*. La gracia, que viene de la palabra griega *charis*, significa «bondad, gracia, favor». Pero en el Nuevo Testamento esta palabra ha adquirido un significado especial: «Dado gratis, inmerecido, imposible de ganar, no compensable». La aceptación amante de nosotros por parte de Dios no tiene nada que ver con el que seamos dignos. Como nos recuerda el Dr. Cooke, la gracia es el rostro con que se nos muestra Dios cuando nos acercamos a Él con nuestra imperfección, pecado, debilidades y fracasos. La gracia es lo que Dios es y lo que Dios hace en su encuentro con los que son pecadores y no merecen nada. La gracia es un puro don, de balde, ofrecida gratis. La cura del perfeccionismo no empieza con alguna experiencia inicial de la gracia en la salvación o la santificación, y entonces progresa a lo largo de una vida vivida en el esfuerzo y la ejecución perfecta. La cura del perfeccionismo tiene lugar viviendo, creyendo y realizando, día tras día, esta relación de gracia con un Padre amante, celestial y solícito.

Pero aquí está el quid, puesto esto no puede suceder por sí mismo. La realización de la gracia no puede ser mantenida en algunas personas sin que antes se vean curadas de su pasado. El cuidado de Dios no puede ser sentido sin una nueva programación interior, profunda, que elimine todo el condicionamiento que han puesto dentro los padres, la familia, los maestros y los predicadores y la iglesia.

Estos perfeccionistas han sido programados a expectativas desmesuradas, desatentadas, ejecuciones imposibles, amor condicionado y una teología sutil de las obras. No pueden librarse de esta pauta de la noche a la mañana. El cambio requiere tiempo, curso, comprensión, curación y, sobre todo, nueva programación: la renovación de la mente que trae una transformación.

Voy a deciros cómo tuvo lugar en la vida de un joven. Daniel fue criado en un hogar estrictamente evangélico, en que todo lo que creían en la cabeza era recto, pero todo lo que practicaban en las relaciones interpersonales de cada día era falso. ¿Es esto posible? Sí, lo es. Muy posible. Y los padres han de recordar que no sólo es lo que se les enseña a los hijos lo que cuenta, sino también lo que los hijos aprenden por su cuenta. A Daniel le enseñaban una cosa, pero él aprendía lo que captaba alrededor, que era otra y opuesta, y en esto consistía el conflicto.

Daniel creció en medio de un amor impredecible y condicional. Desde su más tierna niñez le dieron a entender: «Serás amado *si*...», «Te aceptaremos y aprobaremos *cuando*...», «Serás amado *siempre y cuando*...». Acabó convencido de que no podía complacer nunca a sus padres.

Daniel vino a verme cuando tenía unos treinta años porque sufría estados depresivos cada vez más frecuentes, que duraban más y eran más intensos. Algunos cristianos amigos bienintencionados le habían dicho que su problema era enteramente espiritual. «Los cristianos verdaderamente llenos del Espíritu no deben tener tales sentimientos. Siempre deben estar gozosos.» Esto dejó a Daniel con una carga doble: su problema, y su culpa debido a que tenía el problema.

Daniel y yo pasamos muchas horas juntos. No fue fácil para Daniel comprender y aceptar el amor y la gracia de Dios, y menos sentirlo dentro como algo real. Debido a que todas las experiencias en relaciones interpersonales desde la infancia a la edad madura contradecían la gracia y el amor, le era muy difícil creer y sentir la gracia de Dios.

Y Daniel había añadido a su problema. Durante los períodos en que estaba deprimido había entablado relaciones equivocadas con algunas muchachas. ¡Oh!, nunca a fondo, pero sí lo bastante íntimas como para hacer uso de ellas para que le ayudaran a salir de su depresión. Esto era un pecado, y él lo sabía. Este uso impropio de otra persona añadía a su culpa, de modo que era culpa real encima de pseudoculpa. Una y otra vez había recorrido todo el ciclo de lágrimas, arrepentimiento, salvación, promesas renovadoras, sólo para quebrantarlas otra vez.

Nuestro proceso juntos duró más de un año. Pero durante este tiempo hubo la curación de muchos recuerdos penosos, y la reprogramación de maneras falsas de escabullirse de la situación. Hizo bien el trabajo de casa que le correspondía, me tuvo al corriente de sus sentimientos, leyó buenos libros y escuchó cassettes, memorizó muchos pasajes de la Escritura y pasó mucho tiempo en oración específica y positiva.

Buena parte de este volver a aprender tuvo lugar en nuestra relación. Intentó muchísimas veces maniobrarme y rechazarme, y desestimar la aceptación afectuosa que yo le ofrecía. Daniel intentaba conseguir que yo me comportara de la manera que sus padres se habían comportado y de la manera que él creía que Dios obraba.

La curación no ocurrió de la noche a la mañana, pero, gracias a Dios, se realizó. De modo lento, pero seguro, Daniel descubrió la gracia en la aceptación incondicional e increíble de su persona por parte de Dios. Sus períodos de depresión se hicieron más infrecuentes. No tenía que esforzarse para librarse de ellos; finalmente le dejaron, como se desprenden las hojas secas de un árbol al llegar la primavera, empujadas por las nuevas. Consiguió mejor control de sus pensamientos y sus actos. Las depresiones le abandonaron y ahora pasa por los altibajos normales que pasamos todos.

Siempre que veo solo a Daniel me sonríe y dice:

—Doctor, es demasiado bueno para ser verdad, ¡pero lo es!

Éste es el mensaje. El problema del perfeccionista es que ha sido programado para pensar que es demasiado bueno para ser verdad. Es posible que tú también pienses: «Naturalmente, creo en la gracia, pero...»

«Venid a mí —dijo Jesús— todos los que estáis fatigados y cargados, y yo os haré descansar» (Mt. 11:28). ¿No son esto buenas nuevas? No tienes por qué vivir de la forma que vives, porque ¡hay una manera mejor de vivir! «Os haré descansar. Llevad *mi* yugo sobre vosotros... porque mi yugo es cómodo, y mi carga ligera» (11:28-30).

«Mi yugo es cómodo.» ¿Qué significa esto? Su yugo es cómodo porque ha sido hecho a medida, a medida de tu personalidaad, tu individualidad, tu humanidad. «Mi carga es ligera» significa que Cristo, que te pone un yugo, nunca te dejará solo, sino que siempre estará uncido al yugo contigo en la forma del Paracleto, Aquel que viene al lado, para ayudar a llevar esta carga y este yugo cómodos y ligeros.

Nótense las palabras del himno de Carlos Wesley en que traza el progreso de la gracia de Dios que sana el corazón abrumado de culpa del perfeccionista.

LEVÁNTATE, ALMA MÍA

Levántate, alma mía; sacude los temores de tu culpa;
Aquí está el sacrificio cruento en mi favor:
Delante del trono se halla mi garantía,
Mi nombre se halla escrito en sus manos.

Él siempre vive arriba e intercede por mí;
Su amor que nos redime, y su preciosa sangre
derramada en favor de la raza,
Rociada ahora desde el trono de gracia.

Las cinco heridas suyas, que vienen del Calvario,
Derraman oraciones incesantes; y por mí
Van rogando: «Perdónale, perdónale.»
«¡El pecador que ha sido perdonado no puede ya mo-
rir!»

El Padre escucha a su Hijo amado ungido,
Su petición atiende en su propia presencia:
Su Espíritu responde a la sangre vertida
Y me repite a mí, que he nacido de Dios.

Con Dios reconciliado, su voz perdonadora
Escucho. Me admite como hijo; ya no debo temer:
Con confianza me acerco
Y exclamo ante el trono: «Padre, Abba, Padre.»

Ciertamente Él llevó nuestras enfermedades, y soportó nuestros dolores, y nosotros le tuvimos por azotado, por herido de Dios y abatido. Mas Él fue herido por nuestras transgresiones, molido por nuestros pecados; el castigo de nuestra paz fue sobre Él, y por sus llagas fuimos nosotros curados. Todos nosotros nos descarriamos como ovejas, cada cual se apartó por su camino; y Jehová cargó sobre Él la iniquidad de todos nosotros.

Derramó su vida hasta la muerte, y fue contado con los pecadores, habiendo Él llevado el pecado de muchos, e intercedido por los transgresores.

Isaías 53:4-6, 12

8

EL PROCESO DE CURACIÓN DEL PERFECCIONISMO

El perfeccionismo es un sentimiento constante y penetrante de no poder estar nunca a la altura, no poder ser o hacer nunca bastante para complacer. Complacer, ¿a quién? A todos: a uno mismo, a otros, y a Dios. Naturalmente, siempre va acompañado de desaprobación propia y de desprecio para uno mismo, junto con una hipersensibilidad a las opiniones, la aprobación y la desaprobación de otros. Y todo esto se acompaña de una nube de sentimiento de culpa. ¡El perfeccionista casi *tiene* que sentirse culpable, si no por otras cosas, por no sentirse culpable de algo!

Hay una cura para el perfeccionismo en la gracia de Dios que nos llega por medio de Jesucristo. Pero para experimentar esta cura es necesario aceptar la receta para la curación.

La curación es un proceso

El primer paso es el abandonar toda idea de una cura rápida. No dejes que nadie te engañe con la idea de que una cura en forma de crisis va a curarte instantáneamente. De hecho, parte de la enfermedad en sí es el estar siempre buscando una solución que se halla tras la próxima esquina. Porque el perfeccionismo se especializa en *Si... Con tal que...* «Con sólo que ...todo iría bien». ¿Qué pusiste en el blanco entre las dos expresiones anteriores? ¿Algo positivo?: «Con tal que pudiera... leer, orar, dar, testificar, servir.» ¿O algo *negativo?:*

- «Con tal que... pudiera renunciar...»
- «Con tal que pudiera dejar de...»
- «Con tal que pudiera cesar...»
- «Con tal que pudiera seguir las cuatro reglas, o dar los tres pasos, o recibir las dos bendiciones, o conseguir un don; ¡sin duda bastaría con esto!»

Cada uno de estos desesperados esfuerzos en busca de soluciones rápidas es una búsqueda mágica, no un milagro. La curación es un proceso; no te transformaste en un perfeccionista en un día, y no puedes ser curado en un día tampoco. Implicará un proceso de crecimiento en la gracia, de reprogramación, de curación en cada uno de los niveles de tu vida. Necesitarás curación de la mente, con sus conceptos deformados; curación de los sentimientos y las emociones dañadas; curación de tus percepciones, con sus evaluaciones que te rebajan, y curación de tus relaciones, con todas sus contradicciones que te desbaratan. Necesitas también una curación profunda, interna, de tus recuerdos, para bloquear las repeticiones de video en cámara lenta, destructivas, que interfieren con tu manera de vivir.

Puede que pienses que todo esto da la impresión de una renovación a fondo. Lo es, y el que te sometas a este proceso es el comienzo de la curación del perfeccionismo.

Dios estará contento contigo

No sólo Dios y su gracia serán *contigo* en cada uno de los pasos del proceso de curación, sino que Dios *estará contento contigo* en cada paso de este proceso.

En la Biblia la palabra *gracia* siempre va entretejida con la presencia del Dador de la gracia. Nunca deberíamos usar la palabra *gracia* como si describiera cierta clase de mercancía que Dios suministra. La gracia significa que un Dios de gracia viene a ti. «Mi gracia es suficiente» (2 Co. 12:9). No la *gracia*, sino «Mi gracia». Una de las expresiones predilectas de Pablo era «la gracia de nuestro Señor Jesucristo» (1 Co. 16:23; Gá. 6:18; Fil. 4:23; 1 Ts. 5:28; 2 Ts. 3:18). La gracia no es algo que se suministra, sino nuestro mismo Señor que viene a nosotros en su misericordia. Un Dios amante, misericordioso, nos acepta tal como somos, se ofrece a sí mismo con amor a nosotros, aquí mismo, ahora, no cuando estemos en condiciones dignas para aceptarle.

Dios se complace en ti cuando estás en este proceso de curación, como los padres amantes lo están cuando su hijo empieza a aprender a andar. Aquellos días emocionantes en la casa, especialmente con el primer hijo: el niño tropieza, da contra los muebles, puede que derribe una lámpara. ¿Pero le regañan los padres, le dicen que están descontentos porque no anda erguido y bien? ¿Dice el padre, enojado: «Tendrías que andar mejor, niño»? ¿Añade la madre: «No, no; este paso lo diste del todo en falso. Vigila más. No hagas tonterías»? ¿Ves, pues, que nosotros hemos formado en nosotros una imagen de Dios como si fuera neurótico? Si Jesús estuviera predicando su Sermón del Monte, podría parafrasear esta idea: «Si vosotros, siendo malos, sabéis enseñar bien a vuestro hijo a andar, ¿cuánto más vuestro Padre celestial se complacerá en cada paso de vuestro proceso de curación?» (Ver Mt. 7:11) Dios estará contento contigo en cada paso del camino.

Permíteme que te sugiera una oración para acompañar a esta preinscripción, para que tomes unas cucharadas cada vez que las necesites. «Gracias, Señor, porque estás curándome según tu plan y horario perfectos.» De esta manera podrás hacer del proceso, no otra forma de irritación para tu perfeccionismo, o de ira a causa de tu progreso lento, sino una oración de gracias por su misericordia a cada paso del camino.

113

Causas básicas

Los problemas emocionales con frecuencia resultan de la clase de dios, la clase de gente, la clase de vida que vimos cuando mirábamos por las ventanas de nuestra niñez. La mayoría hemos desarrollado nuestros conceptos-sentimientos acerca de nuestro Padre celestial de nuestros padres terrenales, y estos sentimientos se entrelazan y confunden. Pero los sentimientos contradictorios y de culpabilidad no son la voz de Dios. Son, a menudo, la voz que se continúa de la madre, del padre, o del hermano y la hermana, o algo que hemos internalizado y que ahora está haciendo presión sobre nosotros. Recuerda, la mayoría de nuestras pautas básicas para relacionarnos con otros proceden de las pautas de las relaciones de nuestra familia.

1. *Padres desagradables.* Una de las situaciones más comunes que producen perfeccionismo y depresión son los padres desagradables. Estos padres sólo ofrecen un amor condicional que exige que se viva a la altura de ciertos estándares, notas máximas, o el rendimiento máximo en deportes o en la vida espiritual. Hay poco apoyo y mucha crítica. Incluso la aprobación es condicional. Pocas veces se da ánimo y sólo para poner énfasis sobre el hecho de que «deberías haberlo hecho mejor, y sin duda podrías hacerlo». No se mencionan los tres sobresalientes en las notas, pero sí el notable: «Creo que podrías haber conseguido todo sobresalientes si hubieras procurado hacerlo mejor.» Y cuando un día se consiguen los cuatro sobresalientes y se enseña con orgullo la tarjeta a la madre, ésta aparta la mano por un momento y se fija en una mancha en la camisa: «¡Juan! ¿Dónde te has hecho esta mancha? ¿Te has echado encima la botella de salsa en la cafetería?» Lo cual se traduce para el niño en: «Eres un hijo desagradecido. Me pones en ridículo ante los demás.»

Los padres desagradables y el amor condicional producen objetivos inalcanzables y estándares imposibles. Hace algunos años una señora me dijo que cada

114

vez que yo usaba la palabra *obedecer* u *obediencia* en un sermón se sentía culpable e incómoda. Su madre acostumbraba a vestirla muy bien cuando salía fuera, incluso para jugar. Y entonces le decía: «Mira, cuando salgas, no te ensucies este vestido tan bonito y limpio. Me ha costado mucho planchar las mangas.» Es fácil imaginarse el aspecto del vestido cuando la niña regresaba. Al entrar, la madre la miraba inquisitiva y dictaminaba: «¡Qué barbaridad! Te has echado a perder el vestido. ¡Eres muy traviesa y nunca obedeces!» Lo que se le exigía era absurdo y necio, y la niña no podía cumplir. Como resultado venía el castigo y el sentimiento de culpa. Como ésta era una casa profundamente religiosa, se puede comprender que la niña, ahora una mujer crecida, esté luchando con su concepto de Dios, con su estimación propia deficiente y con una nube de culpabilidad!

2. *Situaciones impredecibles en casa.* En una de sus obras, Charles Dickens dijo: «En el mundo de los niños la herida mayor que se puede causar es la injusticia.» Las situaciones impredecibles en el hogar producen injusticia. Si los padres no pueden controlar sus propias emociones, un niño nunca sabe qué clase de respuesta va a obtener de ellos.

Betty sufría terribles altibajos en su vida cristiana. Se esforzaba, pero su fe y su confianza eran difíciles de conseguir. Sus sentimientos de condenación y culpa eran tan fuertes a veces que no podía incluso venir a la iglesia. Finalmente hicimos un trato: Betty se sentaría en el último banco, cerca de una de las puertas de salida, de modo que si yo dijera algo que ella no podía tolerar, pudiera salir discretamente. Y muchísimas veces, en medio de un sermón en que yo ni por asomo consideraba que decía algo «fuerte», vi a Betty que se levantaba y se marchaba a la calle.

¡Qué casa había sido la suya! Vivía como andando sobre cáscaras de hueco día y noche. Su padre era un alcohólico. Su madre una de estas personas quietas, sosegadas —quieta y sosegada como un volcán, que podía presentar una erupción en cualquier momento—. Nunca podré olvidar las palabras de Betty:

—Nunca sabía, cuando mi padre o mi madre se me acercaban, si venían a pegarme o a abrazarme. Yo no veía razón alguna para lo uno o lo otro.

Así que, como es natural, pensaba que Dios era tan impredecible, irracional y poco de fiar como sus propios padres.

Además de estas cicatrices emocionales, había algunas cicatrices literales. Hubo necesidad de cirugía para repararle una mandíbula dislocada. Y aquellas cicatrices habían dejado recuerdos penosos profundos que requerían curación antes que pudiera creer en el Dios del cual viene toda buena dádiva y todo don perfecto, el Dios en el cual hay la luz sin la más ligera sombra de variación o de cambio (Stg. 1:17).

No es difícil ver en qué forma las situaciones en la casa son el terreno en que se crían los perfeccionistas y minusválidos emocionales. Los padres desagradables, los estándares inalcanzables y no sensatos, los conflictos interminables, las señales confusas, todos estos programan a las personas para las respuestas falsas.

¿Comprendes ahora por qué la curación es un proceso que requiere tiempo, esfuerzo, muchas veces la ayuda de un consejero, y siempre la comunión amante y alentadora del cuerpo de Cristo? ¡Cuánto necesitamos el apoyo y el ministerio de los hermanos en el cuerpo de Cristo! Santiago indica que en muchos casos el proceso de reprogramación, renovación y curación sólo tiene lugar cuando compartimos en comunión la confesión y la oración unos con otros (Stg. 5:16).

El poder de los acobardados

Un gran número de las heridas y contusiones que vemos son muy difíciles de clasificar. Son parte de la vida en este mundo caído. Ben era una de las almas más tímidas a quienes he aconsejado. Ni tan siquiera podía oírle. «¿Qué dijiste, Ben?» Empezamos haciendo prácticas para que Ben levantara la voz. «Un poco más alto, Ben. ¡Habla fuerte!» Siempre temía ser una carga para los demás. En realidad, el estar a su lado le ponía a uno incómodo. Su modo de presentarse era casi como si dijera: «Perdonen por el hecho de que exista.»

La mejoría empezó para Ben en el proceso de hablar de cosas pasadas, pero el proceso de curación empezó en un fin de semana dedicado a charlas entre parejas casadas. Rodeado por otros matrimonios cálidos, afectuosos, que aceptaban, Ben empezó a recordar una serie de recuerdos penosos. Recordó que los vecinos hablaban sobre su familia. Su madre era una mujer débil, de poca salud, histérica. Había sufrido un colapso nervioso y había pasado muchos años casi semiinválida. Y recordaba que los vecinos murmuraban que había sufrido el colapso porque su niñito la seguía por todas partes agarrado a su delantal y sin querer dejarla un momento de la vista. Una carga así no es leve para las espaldas de un muchacho e incluso de un adolescente. «*Tú* eres la causa del colapso de tu madre; tú tienes la culpa de que ahora sea una inválida.» Recuerdo que Ben sollozó aliviado, y que el grupo lo aceptó todo con cariño y comprensión. Allí se le quitó una gran carga de los hombros, porque pudo poner fin a la penitencia interna que había venido haciendo todos aquellos años a causa de una acusación injusta.

Es imposible saber cuánto daño y sufrimiento se han causado mediante comentarios casuales de este tipo. Las raíces de la humillación, la pena y el aborrecimiento pueden ser sembradas en una mente de niño, que luego se infectan, se vuelven gangrenosas y algún día afectan a la personalidad del adulto.

Comentarios como «Temo que cuando sea mayor resulte como tío Eduardo». ¿Y quién es el tío Eduardo? El tío Eduardo acababa de pasar diez años en un penal; luego murió en una institución para desequilibrados mentales.

O bien: «¡Pero qué cara, qué cara tiene este muchacho! ¡Lástima que no pudiera haber pedido prestados los rasgos a su hermano!»

O bien la niña que tiene una hermana más linda que oye a uno de los parientes que dice en una reunión de familia: «Quiero decir la fea.»

¿Y qué es lo que se puede decir respecto al daño y la agonía de la culpa y el temor y el aborrecimiento que van entrelazados con la obsesión norteamericana: el sexo? Empezando por la curiosidad infantil en que niños se exploran el cuerpo los unos a los otros, y los hermanos y hermanas mayores, con amenazas o sobornos, se salen con la suya en lo que quieren de los hermanos menores, agitando sentimientos poderosos, tan destructivos a esta edad, como el hacer pasar una corriente de 800 voltios por un alambre de 110. Pasemos a los padres y padrastros que tratan a sus hijas no como hijas, sino como esposas o queridas. El sexo, siendo lo que es, puede producir los conflictos emocionales más mortíferos: temor y deseo, miedo y placer, amor y odio, todo combinado en un terremoto emocional que puede hacer retemblar los cimientos de una persona.

Rabia

Podemos hablar claramente de odio. La ira, el resentimiento y el odio se quedan enterrados dentro. Algunas veces les pregunto a las personas en el proceso de aconsejar: «¿Sería la palabra *rabia* demasiado fuerte?» Con frecuencia inclinan la cabeza hacia atrás y me contestan: «No. Es correcta.» No hay que dejarse engañar por una aparente mansedumbre. No he hablado todavía con una persona perturbada por problemas emocionales de tipo perfeccionista que no estuviera enojada con alguien. La ira puede estar enterrada bajo capas de timidez, mansedumbre y piedad espiritual, pero está presente.

El proceso curativo debe incluir el valor de desenmascarar la ira, ponerla delante de Dios y dejarla al pie de la cruz, que es el lugar que le corresponde. No puede haber curación hasta que se la reconoce, se le hace frente y se resuelve. El resolverla significa perdonar a cada persona implicada en la herida y la humillación; significa renunciar a todo deseo de triunfo vindicativo sobre esta persona; significa permitir que el amor perdonador de Dios lave tu alma plagada por la culpa.

Hace muchos años, un día, me quedé muy sorprendido al recibir una llamada telefónica de un profesor de un *college* cristiano. Este hombre recordaba una afirmación que yo había hecho cuando predicaba en una reunión de avivamiento en esta escuela. Dijo:

—Recuerdo que ushed dijo: «Siempre que experimentes una respuesta por tu parte que esté fuera de proporción con el estímulo, está alerta. Probablemente has tocado alguna herida emocional escondida profundamente.» Me parece que esto es lo que me sucede a mí.

Este hombre vino a verme y pasamos casi una semana juntos. Era un hombre erudito, altamente espiritual, con un conocimiento profundo de las Escrituras. Pero había habido una confrontación en aquell *college* y, de repente, este profesor cristiano había reaccionado de una manera violenta. La palabra a usar era realmente *furor*. Se quedó estupefacto y culpable. No sabía qué hacer, y por más que leyó las Escrituras y oró y trató de poner el asunto en las manos de Dios, nada parecía ser de provecho alguno. Estaba verdaderamente exasperado y, en agonía, me confesó: «No puedo creerlo, pero cuando sucedió esto, tuve la sensación de que deseaba salir y matar a alguien.»

No tardamos mucho en hallar las raíces del problema, pero el hombre tenía dificultad en admitirlo. Cuando me lo dijo siguió repitiendo: «Ah, pero esto es tan tonto...; ¡no puede ser esto!»

Yo le contesté: «No hay nada tonto. Cuéntemelo.»

Era un muchacho precoz, muy inteligente. Había sido una excepción ya casi desde el nacimiento. Los hay así, a los seis años parecen como si tuvieran quince. Era tan excepcional, que le resultaba difícil vivir con los que no eran tan inteligentes. Siempre era el primero en la clase, pero el último en los juegos. La hora del recreo era un tormento para él. Había las escenas inolvidables en que un muchacho inteligente, pero poco coordinado, es objeto de la burla por parte de todos. Los chicos mayores y más fuertes abusaban de él, le echaban al suelo, le pegaban. Pero, más que esto, hicieron de él un inválido emocionalmente. Estaba asombrado de lo sensible de su memoria. Recordaba el nombre de todos los niños, e incluso lo que llevaban. Todos estaban allí, aunque habían pasado los años, mientras iba sacando material de este depósito de furor. Cuando fuimos repasando cada incidente, dijo el nombre de cada chico. A continuación mencionamos el nombre de cada uno al concederle el perdón. «¿Perdona a Daniel? ¿Perdona a Sally? ¿Perdona a...?» Quizás esto te parezca trivial. En modo alguno; fue algo increíblemente penoso. Pero en oración halló gracia para perdonar a cada uno de aquellos críos que le habían hecho la vida intolerable. El Espíritu Santo sacó el aguijón de aquellos recuerdos y el fusible que permitía el poder compulsivo. Esto fue el comienzo de un cambio a fondo, aunque tardó tiempo antes de que el poder curativo de Dios llenara las áreas contusas de aquel corazón.

La justificación de Dios

Este resentimiento básico interior es realmente ira contra la injusticia y está clamando: «Yo fui la víctima. No podía hacer otra cosa. No fue mi decisión el venir a la vida. No elegí a mis padres. No escogí a mis hermanos y hermanas. No fui yo quien busqué mis enfermedades y defectos. Yo fui una víctima, y mis heridas y mi humillación y mis cicatrices son injustas.» Y con frecuencia vemos que esta ira escondida sale de los perfeccionistas que quieren corregir cada equivocación que ven y enderezar todos los entuertos del mundo.

El lugar de curación de esta persona dañada es la cruz: la cumbre suprema de toda injusticia. En el profundo libro de P. T. Forsythe *La justificación de Dios* (Londres, Independent Press), el autor llama a la Cruz «la justificación de Dios». En la Cruz, Dios demostró su identificación total con *nuestro sufrimiento inmerecido*, así como con *nuestro castigo merecido*. Nunca hubo una injusticia mayor que en esta Cruz. Nadie ha recibido más rechazo que nuestro Señor. Sus acusaciones, su juicio, su crucifixión, todos ellos fueron inconmensurablemente injustos.

No digas nunca: «Dios no sabe lo que es sufrir»; y no creas nunca que Dios nos permite sufrir cosas que Él no ha estado dispuesto a sobrellevar. Fue llevado como un Cordero al matadero; fue privado de todos sus derechos; todos sus poderes fueron puestos en suspenso. El apoyo de sus amigo le fue quitado, puesto que le abandonaron y huyeron cuando era humillado, desnudado, ridiculizado, vilipendiado. «Así que eres el Hijo de Dios, ¿no? Muy bien, desciende de la cruz y demuéstralo. ¡No será tanto!»

Cuando miramos a la Cruz empezamos a ver cuán profundamente es Cristo la *verdad,* aunque no una verdad hermosa, brillante, de Dios *para* todos nosotros. Este resentimiento básico interior es realmente ira Su Cruz es la verdad repelente, horrorosa, *sobre* todos nosotros: la verdad sobre la envidia, y el odio, y la lujuria, y el egoísmo, y el furor que satura a este mundo pecaminoso y caído de seres humanos. La verdad de la vida en este mundo sale de la crucifixión del Hijo de Dios. Ahora sabemos que Dios comprende lo que es vivir en esta clase de mundo. És es el Médico herido, Él es nuestro Sumo Sacerdote que es tocado por nuestros sentimientos y nuestras debilidades.

Aquí hay las buenas nuevas increíbles, demasiado buenas para ser verdad para cada perfeccionista: para ti que no puedes hacer frente a todos estos sentimientos conflictivos que llevas dentro y que no crees poder compartir con Dios. He oído centenares de veces en mi despacho: «¿Cómo puedo decir estas cosas a Dios? ¿Cómo puedo expresar mi dolor, mi humillación, mi ira, mi resentimiento, contra esta gente; sí, contra Él? ¿Cómo puedo compartir *esto* con Él?» ¿No lo comprendes? En la Cruz Él ya ha experimentado todo esto y mucho más.

En la Cruz, Dios en Cristo ha absorbido toda esta clase de sentimientos dolorosos en su amor. Han entrado en su corazón, taladrado su alma, y se han disuelto en el océano de su perdón y de su olvido.

El apóstol Pablo, que antes era el más acerbo enemigo de la fe cristiana, el que le había aborrecido, el que le había lanzado insultos, el que había dado salida a su furor con su presencia y consentimiento en la muerte del primer mártir, Esteban. Cuando Pablo descubrió que todo aquel furor había sido absorbido en el corazón misericordioso de Dios, escribió: «Dios estaba en Cristo reconciliando consigo al mundo, no tománles en cuenta a los hombres *sus* transgresiones (2 Co. 5:19).

No hay *nada* que no puedas sacar de tus heridas sangrantes, de lo profundo de tu alma, en cuanto a odio y furor que Dios no haya escuchado ya. No hay *nada* que puedas llevarle que Él no vaya a comprender. Él te recibirá con amor y misericordia.

Como Jesús sabía que nosotros pensaríamos que esto es demasiado bueno para ser verdad, la noche en que fue a la Cruz instituyó la Cena de Comunión. Al tomar el pan y el vino, objetos simples que podemos tocar y gustar y oler y recibir en nosotros mismos, dijo: «Comed y bebed esto, para que os lo recuerde todo.» (Ver Mt. 26:26-28.)

Cuando tomamos y comemos de este cuerpo de su quebrantamiento recibimos curación y sanidad para nuestro quebranto. Al participar de la copa, recibimos su amor perdonador y salutífero en nuestras almas y cuerpos.

«Oh Médico herido, quebrantado, ponemos ante tu altar los pedazos rotos de nuestras vidas, y te pedimos que los juntes y nos hagas sanos e íntegros. Amén.»

Porque no nos atrevemos a contarnos ni a compararnos con algunos que se alaban a sí mismos; pero ellos, midiéndose a sí mismos por sí mismos, y comparándose consigo mismos, no son sensatos. Pero nosotros no nos gloriaremos desmedidamente, sino conforme a la regla que Dio nos ha dado por medida, para llegar también hasta vosotros.

El que se gloría, gloríese en el Señor; porque no es aprobado el que se alaba, sino aquel a quien Dios alaba.

2 Corintios 10:12, 13, 17, 18

Pero tú amas la verdad en lo íntimo, y en lo secreto me has hecho comprender sabiduría.

Salmo 51:6

9

¿SUPER-YO O SIMPLEMENTE YO?

El perfeccionista necesita aprender a ser verdaderamente lo que es en Cristo. Con todo, es en su verdadero yo que el perfeccionista tiene los mayores tropiezos y necesita ser más profundamente curado y reprogramado del modo más radical. Quizá la consecuencia más terrible del perfeccionismo es la alienación del verdadero yo. Veamos dónde empieza esta pérdida y cómo tiene lugar.

En algún punto en el proceso del crecimiento el niño recibe mensajes sobre sí mismo, sobre Dios, sobre otras personas y sobre relaciones. Estos mensajes pueden ser enseñados o captados. Pueden llegar a través de lo que directamente se dice o se hace, o bien de lo que *no* se dice y *no* se hace. Por lo general hay una combinación de muchos factores. De modo lento, pero seguro, y del todo inconscientemente para el niño, van llegando mensajes. El niño que ha recibido mensajes negativos sabe: «No soy aceptado y amado siendo del modo que soy. He intentado de todas formas recibir aprobación siendo así. Por tanto, sólo puedo ser aceptado y amado *si* paso a ser algo distinto y alguien distinto.»

El niño no se sienta y medita sobre estas cosas. No sabe lo que está ocurriendo en su vida, sólo sabe que no está recibiendo el cumplimiento y satisfacción de necesidades profundas, impuestas por Dios, que son básicas para el desarrollo del ser humano. Algunos sentimientos muy necesarios no le llegan nunca, tales como seguridad, aceptación, el de pertenecer y el de valer. Su necesidad de ser amado y aprender a amar no es cubierta. En vez de ello desarrolla una ansiedad creciente, y sentimientos de inseguridad, de falta de valor y de ser desagradable. Y el niño empieza a subir por el sendero angosto, tortuoso y empinado del procurar ser otro distinto de lo que es.

La tragedia es que el yo, o núcleo de la personalidad planeado por Dios, no tiene oportunidad de desarrollarse. Sus talentos únicos no se desarrollan. Su verdadero yo es negado o aplastado y en su lugar aparece una clase de pseudo-yo. Todas las energías emocionales y espirituales que deberían ir hacia el desarrollo del yo planeado por Dios son usadas para crear una imagen falsa e idealizada de sí mismo.

Por desgracia, cuando esta persona se hace cristiana, este proceso destructivo no por ello se para de modo automático. El perdón, la aceptación amante y la gracia de Dios penetran algunas de las capas externas de su yo irreal, trayendo un nuevo espíritu de honradez y sinceridad a su vida.

Pero si la deformación es grave y las emociones están seriamente deterioradas, es necesaria una clase más profunda de curación. Porque con demasiada frecuencia el pseudo-yo es transferido a la misma vida cristiana y se reorganiza alrededor de la nueva experiencia cristiana.

El super-yo frente al yo verdadero

¿En qué consiste el *super-yo* y el *yo verdadero*? El super-yo es una imagen idealizada falsa que pienso que debo ostentar para poder ser amado y aceptado. El super-yo es un cuadro imaginado de mí mismo.

Como he sido programado para creer que nadie va a amarme si se da cuenta de cuál es mi verdadero yo, procuro llegar a ser un super-yo, para conseguir amor y aceptación.

Esta deformación se extiende incluso a Dios, que es la perfección absoluta, que exige perfección, y a quien he de presentar de algún modo sólo mi aspecto bueno. He de dejar ver a Dios sólo el super-yo, no el yo verdadero.

Permíteme que te haga una pregunta personal. Cuando vas a la presencia de Dios en la meditación y oración, ¿cuál de los dos yos le presentas? Le hice esta pregunta una vez a un evangelista conocido que había venido a verme a causa de algunos problemas emocionales y espirituales. Le dije: «En sus tratos con Dios, cuando va a Él en oración, ¿qué "yo" le presenta? ¿Cuál es la imagen de usted mismo, en su imaginación, que usted le lleva a Dios?» Y añadí: «No me conteste en seguida. Piénseselo. Podemos esperar mientras lo va pensando.»

Estuvo en silencio durante un rato largo. Finalmente me dijo:

—Mire, nunca había pensado esto antes. Pero voy a serle sincero. Mucho me temo que siempre voy a la presencia de Dios con mi mejor ropaje espiritual y con el halo más luminoso que puedo. Tendré que ser sincero y admitir que, cuando me imagino ante la presencia de Dios, siempre soy el super-yo. No creo que haya ido nunca con mi yo verdadero, es decir, tal como soy —y entonces movió la cabeza y añadió—: He cantado este himno mil veces, *Tal como soy*, pero nunca lo he vivido cuando me presento ante Dios.

No es el único que lo ha hecho. Hay formas sutiles de presentar el super-yo a Dios y esconder el verdadero yo. Una de ellas es la forma *futurística*: «Bueno, Dios, naturalmente, no he alcanzado el super-yo todavía. Ya sabes que lo sé. No soy la imagen del super-yo todavía, pero algún día lo seré. Algún día voy a ser este cristiano perfecto. Algún día oraré bastante, leeré bastante, daré bastante testimonio, haré bastantes cosas sensacionales por Ti. Algún día seré la imagen idealizada de mí mismo. Seré el super-yo. Así que ahora no prestes atención a mi verdadero yo; Dios, éste es provisional. Pon los ojos en lo que voy a ser.»

Luego está la forma *penitencial.* Y es aquí que viene a cuento gran parte de la estimación propia deficiente y autodesprecio que entra en la vida del perfeccionista: «Bueno, Dios, no mires a mi yo verdadero, con todos sus pecados y fallos y defectos. No lo mires, porque puedes ver lo mucho que desprecio a mi yo verdadero, ¿no? Y supongo, naturalmente, que Tú también aborreces mi verdadero yo por todos sus fallos y defectos. Pero Tú sabes cuáles son mis objetivos, Señor. Como Tú aborreces mi verdadero yo y yo aborrezco mi verdadero yo, puedes ver que estoy verdaderamente a tu lado, así que soy realmente mi super-yo.»

De estas formas sutiles, el rebajarse a uno mismo pasa a ser una penitencia perpetua interior para impresionar a Dios. Tú esperas que Él no se va a fijar en tu verdadero yo, sino que va a mirar al super-yo. Como Dios no puede tolerar este yo verdadero, feo y deforme, y como tú sigues diciéndole que no puedes tampoco, Él tiene que quedar impresionado con tus ideales elevados, dándose cuenta de lo que eres realmente, y, por tanto, aceptarte y amarte.

La tragedia de todo esto es que el yo verdadero se queda atascado a un nivel infantil. Y esto explica algunas de las cosas totalmente infantiles que salen de tu personalidad. Permaneces en el pasado, algún punto del mismo, nunca has crecido. Evidentemente, tienes el cuerpo que corresponde a un hombre o a una mujer, pero espiritual y emocionalmente vives a un nivel inmaduro.

El super-yo y los sentimientos

Es en el área de los sentimientos donde el perfeccionista tiene sus mayores problemas, porque la imagen del super-yo es una persona que nunca admite que experimenta ciertas clases de sentimiento. Por lo común, tiene una imagen mental no bíblica de Jesús, como «Jesús tierno, manso y suave». Este Jesús es pasivo, lindo, una persona blanda que nunca manifiesta sus emociones. Está bajo el control emocional más rígido; en general no expresa emoción alguna.

Sin embargo, no hay tal cosa que se pueda llamar sentimientos malos y sentimientos buenos. Los sentimientos son *simplemente* sentimientos. Son las consecuencias de toda una gama de cosas que salen de tu personalidad. No hay emociones que sean *per se* pecaminosas. Lo que haces con ellas es lo que determina el que sean malas o buenas. La forma en que las usas decide si te llevan a la justicia o al pecado. Las emociones en sí son una parte muy importante de tu equipo personal dado por Dios.

Una emoción que el super-yo considera generalmente como mala es la *ira*. Yo crecí en medio de una predicación destructiva, inhumana y no bíblica sobre la ira, como si fuera siempre una emoción no santificada. Me costó años sobreponerme a estas actitudes. Casi destruyeron mi vida cristiana y echaron a perder mi matrimonio porque no había aprendido a expresar debidamente la emoción de la ira a mi esposa. Todo esposo o esposa buena ha de aprender a hacerlo en formas aceptables.

En Marcos 3:5 leemos que Jesús «les echó una mirada alrededor con ira». Aunque éste es el único lugar en el Nuevo Testamento en que se nos dice en palabras expresas que Jesús sintió ira, creo que podemos suponer sin equivocarnos que cuando Jesús azotó a los cambistas, echándoles del tempo, y que cuando llamó a otros «necios, ciegos, tumbas blanqueadas, homicidas, serpientes y falsarios» (véase Mt., cap. 23), estaba lleno de ira. Nunca fue Jesús más divino que en aquellos momentos en que expresó su indignación al rojo vivo. Muchas veces, el amor perfecto y la ira van del brazo; realmente, la ira es el resultado del perfecto amor.

Los cristianos tenemos un truco semántico que suena bien y que confunde a la gente: «Oh, esto no es ira, es "justa indignación".» ¿Por qué no ser franco y decir que hay un empleo justo de la ira, y que la ira en sí no es una emoción pecaminosa? Sería mejor no confundir a nadie.

Lo que importa es el modo de usar la ira, cómo se expresa y cómo se resuelve. Pero cuando se tiene esta imagen irreal y falsa del super-yo que nunca ha de experimentar o no ha de expresar nunca sentimientos de ira, pasamos a ser el blanco perfecto para un naufragio emocional y la depresión.

No debe confundirse la ira con el resentimiento, porque son una cosa completamente diferente. La ira, controlada y expresada debidamente, es una cosa; la ira incontrolada, expresada de modo impropio, es algo muy diferente. El apóstol Pablo hace una distinción muy clara entre la clase de ira justa y el resentimiento. Contrasta cuidadosamente la ira con el odio, la malicia, el rencor y el resto del grupo. Es muy interesante la frase que usa: «Airaos, pero no pequéis» (Ef. 4:26). Pablo sabía que la ira puede llevar al resentimiento, a la malicia, al rencor, si no es manejada cuidadosamente. «Expresad vuestra ira, pero aseguraos de que no os lleve a ninguna forma de rencor, resentimiento u odio.» Ahora bien, lo extraño en el asunto es que a menos que tú y yo aprendamos los medios de expresar y resolver la ira, vamos a terminar resentidos y rencorosos. Muchos matrimonios son destruidos porque los cónyuges no han aprendido a expresar debidamente su ira. Mantienen la tapadera a presión sobre toda una serie de sentimientos profundos, que van calentándose a fuego lento y se manifiestan de mil maneras diferentes y sutiles.

Airaos, pero tened cuidado. La ira pasa a resentimiento y rencor si no sabes la manera apropiada de expresarla. Esto es exactamente lo que pasa al perfeccionista que nunca puede permitirse expresar la ira, que ni aun se permite admitir él mismo que está airado. Lo niega y aleja de sí a lo más profundo de su yo interior, donde va enconándose y sale al fin en varias formas de problemas emocionales disimulados, conflictos matrimoniales e incluso formas de enfermedades físicas.

La ira es una emoción implantada divinamente —parte de la imagen de Dios— en la personalidad humana y ha de ser usada con fines constructivos.

El super-yo y el conflicto

El super-yo tiene idea de que has de llevarte bien siempre con todo el mundo, que todo el mundo te ha de querer y que no debe haber nunca conflicto alguno entre cristianos.

Una breve visita a una estación misionera es un choque mental para un perfeccionista, porque no tarda mucho tiempo en darse cuenta de que los misioneros con frecuencia tienen más problemas en portarse bien unos con otros que los mismos infieles a los que tratan de ministrar. Vemos esto en nuestras propias iglesias. Pero el mito perfeccionista sigue insistiendo: «Esto es lo que debe ser.»

¿Viene esta idea de la Escritura? Ni aun dos gigantes como Pablo y Bernabé pudieron trabajar juntos. Con mucha prudencia se separaron, y con mucha prudencia la Iglesia primitiva impuso las manos sobre los dos, los bendijo a los dos y los envió en direcciones opuestas.

Dios hizo uso de sus características humanas para establecer dos obras de misión en vez de una. Dios hizo uso también de la desavenencia para ayudar a Juan Marcos a madurar y a llegar a ser el gran escritor del Evangelio de Marcos.

Aunque no es posible trabajar con todos, esto no significa que tengas derecho a sentir resentimiento contra nadie. Esto no significa que tengas derecho a aborrecer o a sentirte rencoroso. Esto no significa que hayas de sentirte cómodo y bien con todo el mundo. Y no dejes que tu super-yo pase a ser tu «Screwtape» (personaje de una obra de C. S. Lewis, que representa al diablo). «Bueno, si no puedes llevarte bien con otros, eres *tú* quien tiene la culpa. El problema eres *tú*, y si tú enmendaras algo, te llevarías bien, magníficamente.» Pablo nunca dijo: «Si sois llenos del

Espíritu Santo, viviréis en paz y armonía con todos.» Lo que dice es: «Si es posible, en cuanto dependa de vosotros, estad en paz con todos los hombres» (Ro. 12:18). El problema puede hallarse en la otra persona. Pablo no añadió (al revés del super-yo): «Sí, y este problema es también un problema causado por ti y tú eres quien tiene que resolverlo en conformidad con el otro.» Hay un versito que dice:

Vivir arriba con los santos en el cielo,
Esto será la gloria;
Pero el vivir aquí con los santos en la tierra,
Esto ya es otra historia.

El yo verdadero se enfrenta con diferencias reales, conflictos reales y ama y tiene bastante interés para confrontar a las otras personas en un espíritu de amor. Pero el yo verdadero sabe también que a veces la mejor solución y la única solución —para usar la gran frase de Stanley Jones— es «ponerse de acuerdo en seguir en desacuerdo de modo que no sea desagradable».

El super-yo y la felicidad

El super-yo cree en el mito: «Siempre tengo que ser superfeliz.» Pero ¿eres siempre feliz? ¿Siempre estás contento? ¿Nunca estás deprimido? ¿Rebosando con la expresión: «¡Alabado sea el Señor!»? ¿No hay nunca horas de lucha? ¿Nunca ves los cielos encapotados cuando haces las cosas por mero deber, sin sentirse alegre y jubiloso?

En el Huerto de Getsemaní, nuestro Señor dijo a sus discípulos: «Mi alma está turbada hasta la muerte.» Estaba en plena agonía, echado en el suelo; sudaba copiosamente y había una lucha terrible entre sus emociones y su voluntad. Sus emociones decían: «Padre, Tú lo puedes hacer todo; quita de Mí esta copa, si es posible.» Pero su voluntad estaba fija como el imán al polo Norte, y dijo a continuación: «Pero no mi voluntad, sino la tuya.» Y algunas veces esta clase de lucha hace que nuestra propia alma esté en extremo turbada.

La palabra *felicidad* y lo que nos *sucede* está íntimamente mezclado. La felicidad depende de lo que nos sucede, cosas externas que se hallan fuera de nuestro control. El *gozo* es la palabra apropiada para lo que deben esperar los cristianos. Porque el *gozo* es una palabra interna que tiene que ver con relaciones, no con sucesos o circunstancias. El gozo es la calma interior, el ojo de la tormenta; los sentimientos pueden ser tempestuosos, pero puede también haber un sentimiento interno de adecuación a la voluntad de Dios. Pero esto no significa que tengamos que ir de un sitio a otro con la careta del super-yo puesta, con labios sonrientes, caras resplandecientes y repitiendo «¡Alabado sea el Señor!»

Realismo del verdadero yo

Como cristiano has de ser realista. Esto significa que no debes temer hacer frente a lo peor, lo más feo, lo más penoso. No tienes por qué temer el expresar tus sentimientos de pena, dolor, soledad, lucha e incluso depresión. Algunas veces puedes incluso experimentar sentimientos depresivos, como Elías después de su mayor momento de triunfo: «Oh Señor, ya basta. Déjame morir.»

Hay una sinceridad brusca revelada en la vida de Jesús: en los Evangelios vemos testimonio de toda clase de emoción, expresada de modo franco, sin el menor sentido de vergüenza, de culpa o de imperfección. Sigue la pauta de Jesús, no de algún mítico super-yo. No tienes que temer nunca el expresar tus sentimientos reales y ser tu verdadero yo en Jesucristo.

Cuando pierdes tiempo y energía tratando de ser un super-yo, te privas del crecimiento y la amistad de Dios. Y no dejas que Dios acepte y ame el verdadero yo por el cual Cristo murió. Éste es el *único* yo que Dios desea realmente conocer y ver. El super-yo es una ilusión de tu imaginación, una imagen falsa, un ídolo. Ni tan siquiera estoy seguro de que Dios vea este super-yo. Tú puedes estar en Jesús, y no tienes que compararte con nadie más. Él quiere sanarte y cambiarte a fin de que el verdadero yo pueda crecer y llegar a ser la persona que Él quiso siempre que fueras.

El super-yo se resiste de mala manera a morir, y el super-yo religioso es el más difícil de todos de eliminar. Si te das cuenta que te agarras a él tenazmente, espero que desees escuchar al Espíritu Santo que te dice: «¡Abandónalo! ¡Renuncia a él! Entonces tú y yo podemos empezar el proceso de curación que te hará tu verdadero yo.»

Cuando dejes de malgastar tus energías espirituales para sostener a este falso super-yo y empieces a usar las energías en la cooperación con el Espíritu Santo para el verdadero crecimiento, vas a hallarte libre en Jesucristo, liberado de los falsos debes, libre de la aprobación y desaprobación de los demás, libre de esta terrible condenación del abismo entre lo que estás intentando ser y lo que eres realmente.

¿Qué es lo que puede llenar este abismo del hacer, llegar a ser, ejecutar, demostrar? Tengo buenas noticias que darte: Vas a recibir desde la Cruz de Jesucristo todas las perfecciones de Jesús, el verdadero Superhombre de Dios, como un don gratuito de su gracia, y éstas llenan de sobra todos los vacíos de tu vida.

Pablo dijo muy bien: «Mas por obra suya estáis vosotros en Cristo Jesús, el cual nos ha sido hecho de parte de Dios sabiduría, justificación, santificación y redención» (1 Co. 1:30).

Fueron mis lágrimas mi pan de día y de noche, mientras me dicen todos los días: ¿Dónde está tu Dios?

¿Por qué te abates, oh alma mía, y te turbas dentro de mí? Espera en Dios; porque aún he de alabarle; salvación mía y Dios mío. Dios mío, mi alma está abatida en mí... Un abismo llama a otro a la voz de tus cascadas; todas tus ondas y tus olas han pasado sobre mí.

Salmos 42:3, 5-7

10

MITOS Y VERDADES SOBRE LA DEPRESIÓN

La depresión es una experiencia común entre los cristianos. Es posible que preguntes: «¿Cómo es posible? ¿Un cristiano deprimido? Las mismas palabras son contradictorias; son incompatibles. Si una persona ha nacido verdaderamente del Espíritu y está de modo cierto llena del Espíritu, ¿cómo es posible que esté deprimida? Sin duda, pues, el hecho de que un cristiano esté deprimido tiene que ser señal de que algo va mal, que tiene que poner algo en orden con el Señor. Ha de ser una señal de pecado en la vida de la persona.»

Ahora bin, todo esto puede parecer muy bueno y muy simple, pero no resiste la prueba de las Escrituras, los hechos de la experiencia cristiana, ni las verdades de carácter psicológico. Y, ciertamente, no se compagina con las biografías de los santos.

Los cristianos pueden estar deprimidos

¿Has leído hace poco algunos de los salmos del rey David?

«¿Por qué te abates, oh alma mía...?» (Sal. 42:5).

«Dios mío, mi alma está abatida en mí» (Sal. 42:6).

«¿Por qué te abastes, oh alma mía, y por qué te turbas dentro de mí? Espera en Dios; porque aún he de alabarle» (Sal. 43:5).

O bien, escuchemos a Elías: «Basta ya, oh Jehová, quítame la vida» (1 R. 19:4).

O a Jonás: «Mejor me es la muerte que la vida» (Jon. 4:3).

O escuchemos las palabras de Jesús en el Huerto, cuando estaba orando en su sufrimiento: :«Mi alma está abrumada de una tristeza mortal» (Mt. 26:38). ¿Se puede hallar una descripción mejor de la depresión en la cual la persona casi desespera de la vida misma? Muchos de los salmos depresivos de David hablan del rostro de la persona, ¡y con qué exactitud! La persona que está deprimida y abatida tiene un aspecto de turbación, preocupación, como si llevara el peso del mundo sobre sus hombros.

Otro síntoma común en la depresión son las lágrimas. «Fueron mis lágrimas mi pan de día y de noche» (Sal. 42:3), dice el salmista. Ésta es una expresión que pinta de modo asombrosamente exacto la depresión. La depresión con frecuencia causa pérdida del apetito. No hay deseo de comer. El salmista se alimenta de lágrimas en vez de comida. Incapaz de dejar de llorar, te alimentas en la desesperación, y esto aumenta la depresión.

Las Escrituras son mucho más realistas y compasivas con nosotros que los mismos cristianos, pues muestran claramente que es posible que los critianos estén muy deprimidos. Las biografías de los santos tratan también de esto. Citamos con frecuencia la gran experiencia de la conversión de John Wesley en Aldersgate, pero podría mostraros varias citas que siguen a ella que parecen anularla, ya que Wesley habla claramente de depresión, dudas y rechazo.

Samuel Logan Brengle, retrato de un profeta, es la historia de un gran santo del Ejército de Salvación (Clarence W. Hall, The Salvation Army, Inc.). Las obras clásicas de Brengle sobre la santidad han sido traducidas a docenas de lenguas, y han sido el medio de llevar a millones de creyentes a una vida más profunda en Cristo.

Hablando de Brengle, escribe Hall: «Luego venía una batalla con sus sentimientos que era el descenso sobre su mente de una melancolía constitucional» (p. 213). En una carta Brengle escribió: «Tenía los nervios destrozados, agotados. Y cayó sobre mí un abatimiento y depresión tales que nunca había conocido nada semejante, por más que la depresión es un viejo amigo mío» (p. 214). Más tarde en su vida Brengle sufrió una herida en la cabeza, cuando en una reunión en la calle un borracho le tiró un ladrillo a la cabeza. Las complicaciones de esta lesión aumentaron la depresión, que había sido una lucha suya de toda la vida, un «viejo amigo», según él la llamaba. Sin embargo, ¿ha habido un creyente más santificado que Samuel Logan Brengle?

Antes que una persona pueda hacer algo sobre su depresión tiene que admitirla. Y muchos cristianos, si fueran completamente sinceros sobre sus emociones, tendrían que reconocer: «Sí, la depresión y yo somos viejos amigos también. Sé de lo que está hablando.»

Al negar la depresión, muchos cristianos aumentan sus problemas. Añaden el sentimiento de culpa encima de la depresión, y al hacerlo hacen más difícil el problema. Supongamos que una depresión severa equivale a una tonelada de peso emocional. Más o menos, esto es lo que parece, ¿no? El llevar una tonelada sobre la espalda es malo. Pero cuando le añades la culpa al decir: «Yo no voy bien, pues de otro modo no tendría esta depresión», no haces sino doblar el peso, y esto es una carga que no puedes llevar.

La depresión no es por necesidad una señal de fracaso espiritual. En las historias de las Escrituras, algunas de las depresiones más profunda llegaron como descensos emocionales después de grandes éxitos espirituales. Esto es verdad en la vida de Elías. Después del mayor momento en su vida, el triunfo sobre los profetas de Baal en el Carmelo, ¿qué ocurrió? La próxima vez que le vemos se halla sentado bajo un enebro, pidiendo a Dios que le quite la vida. Abraham pasó por una experiencia similar (Gn. 15). Y muchos de nosotros también. La depresión parece que es como un culatazo de naturaleza emocional. Es la reacción que resulta de un disparo de un arma pesada. O bien, como el volante del reloj en lo que C. S. Lewis llama «la ley del péndulo» en la personalidad humana.

Por desgracia, algunos de nuestros amigos cristianos pueden ser nuestros peores enemigos en ete punto, ofreciendo consejo de que es falso y no sensato. Hay cristianos que entienden muy poco sobre la depresión. Debido a que su personalidad no está sometida a ella, fallan en su comprensión de las personas que sufren depresión. Esto puede ser especialmente cruel cuando se trata de dos cónyuges. Si el marido no tiende a sufrir depresión, pero sí la esposa, el marido puede tener dificultad en apreciar las emociones y humor de ella. Puede ser una situación doblemente cruel si él usa el período en que ella sufre de depresión para hacer presión espiritual sobre ella. O bien la mujer sobre el marido, si la situación es al revés.

No se puede asumir que, debido a que uno no sufre nunca de depresión, por ello es más espiritual. C. S. Lewis dijo una vez que la mitad de las veces que ponemos a nuestro crédito alguna virtud se trata, en realidad, del temperamento o de la constitución, no de espiritualidad.

La depresión y el sentimiento de culpa

Hay una forma de depresión que procede de la culpa del pecado, de la desobediencia y transgresión conocida. Sin embargo, no es de esta clase de la que quiero escribir. Es posible que preguntes: «¿Cómo voy a reconocer si la depresión viene del pecado?» Y ésta es una pregunta pertinente, de modo especial si eres un perfeccionista, que sufre de una conciencia hipersensible, de la tiranía de los «debe» o del sentimiento constante de ansiedad, desazón y condenación. Permítasenos dar un principio general que creo que será útil. Un sentimiento de culpa concreto, específico, que puede verse que está relacionado con una actitud o acto específico, particular, es generalmente un sentimiento de culpa genuino, verdadero. Y las emociones que siguen pueden ser culpa real y depresión verdadera por una transgresión real.

Sin embargo, un aura vaga, de contorno impreciso, que no puede ser precisada en cuanto a su origen, tiende a afectarlo todo de angustia y condenación; éstas son generalmente las señales de la pseudoculpa, o simplemente la depresión que procede de fuentes emocionales. El pecado puede llevar a la depresión, pero no toda depresión procede del pecado. Las raíces de la depresión muchas veces son profundas y muy complicadas, tan complicadas como muchas de las heridas y cicatrices que el niño arrastra a la edad madura.

Depresión y personalidad

La depresión está relacionada con la estructura de la personalidad, la constitución física, la química del cuerpo, las funciones glandulares, las pautas emocionales y los conceptos-sentimientos aprendidos. Como cristianos hemos de comprender esto y aceptarlo. Si todos tuviéramos el buen sentido común que se hallaba en nuestros antiguos versitos del jardín de infancia, estaríamos mucho mejor.

> *A Juan le gusta todo lo graso;*
> *Su esposa come sólo lo magro.*
> *Y entre los dos*
> *Limpian el plato.*

Éste es, en realidad, un análisis exacto de la estructura de la personalidad, tanto si lo crees como si no. Constitucionalmente, Juan y su señora son muy diferentes. No se puede esperar que los dos coman lo mismo o vivan igual. Esto sería una violación de sus personalidades. Los dos son personas respetables, y

141

supongo que se aman aunque su constitución sea tan diferente. Ojalá que hubiera más predicadores, maestros, evangelistas y especialmente padres que hicieran uso del sentido común de este versito popular.

—¡Un momento, un momento! —dice alguno—. Se ha olvidado de que cuando estamos en Cristo somos hechos nuevas criaturas y que las cosas viejas pasaron. ¿No elimina la regeneración y la santificación estas antiguas diferencias?

—¡No! Gracias a Dios, no! —contesto yo a esto.

El nuevo nacimiento no cambia el temperamento básico. Puede poner en ti, como dice Oswald Chambers, «la disposición de Jesucristo», pero no cambia tu temperamento básico. El hecho de que seas de Cristo no significa que a partir de ahora dejarás de vivir siendo tú mismo. Pablo era todavía Pablo después de su conversión. Pedro era Pedro y Juan era Juan. No habían pasado a ser otras personas. En el plan de Dios no hay nunca dos cosas idénticas. Nunca son idénticos dos copos de nieve. Hay una gran variedad dentro de la unidad. Dios nos muestra lo maravilloso de sus caminos. Todos somos diferentes, en temperamento, en estructura de la personalidad. Vemos y sentimos, reaccionamos e interpretamos las cosas de modo individual.

El apóstol Pablo nos recuerda: «Tenemos este tesoro en vasos de barro» (2 Co. 4:7). Por naturaleza y temperamento, algunos son nerviosos, aprensivos o timoratos. Son hipersensibles y sus sentimientos son afectados fácilmente y cambian. A veces me pregunto si Pablo no era uno de éstos. Aunque era tan fuerte, cuando fue a Corinto «se presentó con debilidad, y temor y mucho temblor» (1 Co. 2:3). Era un hombre muy tenso, «de fuera, conflictos; de dentro, temores» (2 Co. 7:5). Esto era, sin duda, verdad de Timoteo. Toda la segunda epístola a Timoteo parece haber sido escrita por Pablo para sacar a Timoteo de una depresión. El biógrafo de Brengle le llama un «melancólico constitucional». Las personas en extremo sensibles e introspectivas tienen sus peores problemas en la depresión.

Nuestro fallo en entender de modo sensato y realista la depresión está en la raíz de muchas de nuestras depresiones. Si tenemos la idea de que no hay relación entre lo *natural* (la estructura de nuestra personalidad y temperamento) y lo *sobrenatural* (nuestras vidas espirituales) estamos gravemente equivocados. Tanto nuestros sentimientos como nuestra fe operan a través del mismo equipo de la personalidad. Dios no viene a nosotros en formas especiales que pasen en circunvalación alrededor del equipo de nuestra personalidad sin usarlo. No abre un boquete en nuestro cráneo y vierte la gracia por él de forma mágica. Los mecanismos de nuestra personalidad que usamos en la fe son los mismos a través de los cuales operan nuestros sentimientos.

Quizás entenderemos esto mejor si pensamos en uno de los muebles enormes y costosos en los que hay un televisor en el centro y alrededor un tocadiscos estéreo y una radio. ¡Qué mueble tan hermoso! Pero si algo falla en los transistores de este vasto conjunto, el sistema auditivo deja de funcionar. ¿Por qué? Todos los componentes operan a través del mismo mecanismo. Si se funde alguna conexión, o va mal un condensador o un transistor en otro punto, los tres aparatos quedan afectados. ¿Por qué? Porque operan a través del mismo sistema.

Las depresiones pueden venir de fuentes externas a lo puramente espiritual. Vienen porque hay algo que se ha echado a perder en el equipo: quizás en lo físico, o en el equilibrio de las emociones y la personalidad. Los transistores han quedado averiados, se ha fundido un contacto, y esto ha afectado a toda la vida espiritual.

Volvamos a Brengle, este santo, cuando escribe sobre sí mismo: «Cayó sobre mí un abatimiento y depresión como nunca había conocido... Dios me parecía no existir. La tumba me parecía mi objetivo definitivo. La vida había perdido toda su gloria, encanto, significado... La oración no me traía alivio; en realidad, me parecía haber perdido el espíritu de oración y el poder de orar» (Hall, *Portrait of a Prophet*, p. 214).

Aplicando una ilustración previa: al emisor (Dios) no le pasaba nada; el amor de Dios seguía llegando. La estación de radio emitía música hermosa; el transmisor central de la red de la televisión enviaba las imágenes correctas, pero sólo se oían ruidos parasitarios, y en el televisor se veían copos de nieve. ¿Por qué? Porque algo iba mal en el aparato receptor.

Esto es lo que le había pasado a Brengle. Y notemos lo prudente que era. A pesar de sus sentimientos, comprendió que Dios estaba allí todavía. En cada frase usa la palabra *parecía*. «Parecía como si Dios no existiera... *Parecía* que la tumba era mi objetivo.» Y Brengle mismo subrayó la palabra *parecía*.

¿Has experimentado un cambio completo de tus sentimientos? Irte a la cama una noche encontrándote bien. Te levantas al día siguiente y todo va mal. No hay nada que lo explique. Ayer estabas contento. Estabas pensando en el día siguiente, esperando que sería un día magnífico. Pero algo sucedió y tus respuestas son diferentes. Tus sentimientos, acciones e interpretaciones de las mismas cosas que ocurrieron ayer son completamente diferentes hoy. Y no eres el único. Dios está presente, pero también «Screwtape». Satán está sentado al otro lado de la cama, porque ve una oportunidad de introducirse en tu personalidad. ¿Por qué? Como Satanás es del mundo espiritual, ya sabe lo que tú y yo todavía tenemos que aprender: que el mismo equipo que afecta a lo natural afecta a lo espiritual. Así que Satanás trata de empujar la depresión emocional y hacer de ella una derrota espiritual. Quiere utilizar la emoción desgastada en tu aparato receptor y transformarla en una confianza desgastada. Se da cuenta de tus debilidades; y conoce las profundidades de tu espíritu y por la avenida de esta debilidad entra en el corazón de tu personalidad.

¿Sabes cómo quiere vencer Satanás? Procura que tú mismo cometas una falta que te elimine del juego. Quiere hacer que tu humor depresivo natural se vuelva un estado espiritual de derrota, duda y abatimiento.

La aceptación de la personalidad

Te insto a que aceptes tu personalidad y reconozcas tu temperamento. El tener la verdad en lo íntimo significa que ya no tienes que resistirte a lo que eres. Cesas en tu lucha con el temperamento como un enemigo y empiezas a aceptarlo como un don de Dios.

Yo mismo he pasado muchos años luchando conmigo mismo, intentando ser otro, batallando con mi temperamento nervioso, tenso, sintiéndome siempre algo enojado y tratando de ser distinto. El momento crucial del cambio llegó cuando pude aceptarme tal como soy. Porque un día el Señor dijo: «¡Mira, esto es lo que tienes! No vas a ser otra clase de personalidad. Lo mejor es que te acomodes a vivir con ella y aprendas a hacer algo con ella.

»Y, además, si tú me entregas tu yo verdadero y lo pones en mis manos —no el super-yo, que no eres—, entonces los dos nos llevaremos muy bien y podré usarte tal como eres.»

El primer paso en el aprendizaje a vivir por encima de la depresión es aceptarte tal cual eres. Esto no significa que has de ser controlado por el temperamento. Después de la conversión, el Espíritu Santo ha de ser el que tiene el control. Pero el Espíritu Santo sólo puede llenar y controlar lo que tú le cedes y entregas. Aunque no puedes cambiar tu temperamento, puedes permitir que el Espíritu Santo lo controle.

Nos apartamos de Brengle cuando estaba en una depresión profunda, y no vamos a dejarle allí, y tampoco a ti. Él dijo:

> La oración no traía alivio. En realidad me parecía que había perdido el espíritu de oración y el poder de orar. Entonces me acordé de dar gracias a Dios y alabarlo, aunque no sentía el espíritu de alabanza y acción de gracias. Todo sentimiento, excepto el de un abatimiento y depresión completos, había desaparecido. Así que di gracias a Dios por la prueba, y al hacerlo empezó a transformarse en una bendición. La luz empezó a brillar, primero poco a poco, y al fin penetró a través de las tinieblas. La depre-

145

sión había desaparecido y la vida era hermosa y deseable otra vez, llena de influjos de la gracia otra vez. (Hall, *Portrait of a Prophet*, p. 214.)

¡Esto es! Brengle dijo: «Me acordé». Pablo escribe a Timoteo: «Te tengo en mi memoria.» Mañana por la mañana recuerda que el amor de Dios no tiene sus raíces en nuestros sentimientos, ni en tus actividades y logros, ni aun en tu amor hacia Él. Su amor tiene las raíces en su propia fidelidad. El amor firme del Señor nunca cesa; sus misericordias nunca tienen fin. Son nuevas cada mañana: «Grande es tu fidelidad. Mi porción es Jehová, dice mi alma; por eso espero en él» (Lm. 3:23, 24).

Pero tenemos este tesoro en vasos de arcilla, para que la excelencia del poder sea de Dios, y no procedente de nosotros; que estamos atribulados en todo, mas no estrechados; en apuros, mas no desesperados; perseguidos, mas no desamparados; derribados, pero no destruidos.

Por lo cual, no desmayamos; sino que, aunque este nuestro hombre exterior va decayendo, el interior, no obstante, se renueva cada día.

2 Corintios 4:7-9, 16

11

EL TRATAMIENTO DE LA DEPRESIÓN

Al reconocer de modo franco los sentimientos sobre la depresión, no le decimos a Dios nada que Él no sepa. Él sabe cuáles son nuestros sentimientos. A través de su Hijo los ha experimentado, y Él está contigo para comprender y ayudar. Cuando admites y examinas la depresión, puedes dar pasos positivos para su curación.

¿Vives por encima de lo que permiten tus recursos?

Todos tenemos limitaciones físicas, emocionales y espirituales y hemos de mantenernos dentro de ellas. ¿Duermes lo bastante? De vez en cuando nos vemos obligados a seguir en la brega sin el descanso suficiente; tenemos reservas que nos sostienen. Pero si hacemos que la excepción se cambie en regla, entonces tenemos que vivir de modo regular, fatigados. Si haces esto, puedes estar seguro de que vas a sufrir de depresión crónica, incluso clínica y patológica. Te sentirás como el hombre que dijo que no sólo tenía una crisis de identidad sino también una crisis de energía. ¡No sabía quién era y estaba demasiado cansado para molestarse en descubrirlo!

Permíteme que conteste una pregunta antes que me la hagas: No, no hay diferencia en ello, por más que todo esto lo hagas en el servicio del Señor! Dios no pone en suspenso las leyes de la Naturaleza y hace favoritismos en favor de los predicadores, misioneros y obreros o miembros de iglesia que se exceden en su celo. Todavía se hallan bajo las leyes que Él ha impuesto a nuestros cuerpos y emociones. Y no puedes infringir estas leyes de modo regular y esperar que no pagarás las consecuencias. ¿Qué tipo de carga estás llevando? ¿Quién crees que eres, después de todo? ¿Dios? Éste es uno de los problemas del perfeccionista.

¿Comes de modo apropiado y regular? Mi sobrina, que es doctora, durante un tiempo estuvo trabajando en una sala de urgencias de hospital. Le pregunté:

—¿Qué hacéis cuando las personas deprimidas que han intentado suicidarse llegan a la sala de urgencias? Me sorprendió cuando me dijo:

—Algunas veces lo primero que hacemos es darles de comer, un buen bistec. Generalmente están bajos en proteínas. A veces vemos que no han comido debidamente desde hace dos o tres días. Su nivel de proteínas es muy bajo; por ello, también es muy bajo su nivel de energía y, como contrapartida, la depresión que sufren es muy alta.

Hay cristianos que descuidan de modo sistemático el área física en sus vidas y luego se sorprenden de estar deprimidos.

¿Has pensado alguna vez que quizá tu depresión es una especie de control de la velocidad a que funcionas? Un modo de obligarte a tomar las cosas con más calma, de equilibrar tus emociones, porque intentas, de modo regular, vivir por encima de tus posibilidades. Cuando el impulso perfeccionista te impele con su orden de «debes», haces girar demasiado deprisa tu motor emocional y pagas el precio con una depresión crónica.

¿Qué me dices de tus reacciones?

Las cosas que te suceden no son tan importantes como el modo en que respondes a ellas. Y hay ciertas respuestas que pueden producir una reacción en cadena que lleva a la depresión emocional y espiritual.

¿Te ha ocurrido algo que haya sido un golpe para ti? ¿Hay alguien que te haya decepcionado de modo serio? Después de tu esfuerzo, ¿has conseguido sólo un notable cuando esperabas un sobresaliente? Es posible que hayas tenido una experiencia de pérdida, un hogar deshecho por la muerte o el divorcio. O en un nivel inferior, aunque en una fase juvenil no menos dolorosa, ¿has roto las relaciones con la novia o el novio? He visto a muchos jóvenes deprimidos a los que han dicho: «No debes estar deprimido, porque eres un cristiano de verdad.» ¡Qué crueles podemos ser con los jóvenes cuando los medimos con estos estándares inmoderados! El dejar la familia, la seguridad, el confort, rostros amables y conocidos para ir a lugares extraños y nuevos, éstos son golpes que pueden llevar a la depresión.

Algunas veces es un golpe inesperado, que nos agarra de improviso, inesperadamente. Hemos ganado una gran batalla, capturado tanques y cañones, y de repente una bala perdida nos abate. Esto es lo que le pasó al profeta Elías. Hizo frente a cuatrocientos sacerdotes en una confrontación histórica. Y luego llegó a sus oídos la amenaza sarcástica de Jezabel, la esposa de Acab: «Así me hagan los dioses... si mañana a estas horas yo no he puesto tu persona como la de uno de ellos» (1 R. 19:2).

Fue aquí donde empezó todo. Elías estaba en plena euforia y le dio la bala del francotirador cuando menos lo esperaba. Estaba agotado después de horas de oración, lucha y fatiga. El impacto de la amenaza de Jezabel dio lugar a una depresión profunda. Entonces Dios usó técnicas de sala de urgencia. Primero le envió los cuervos que le alimentaron con proteínas, luego vino el sueño que le faltaba. Más tarde reorientó las percepciones de Elías, que eran falsas. «No eres el único que queda sin doblar la rodilla ante Baal. Hay otros 7.500 como tú. No lo olvides.» Antes de poco las emociones y el espíritu de Elías habían vuelto a la normalidad.

Veo tres reacciones primarias que llevan a la depresión. Son la indecisión, la ira, y el sentimiento de parcialidad o injusticia recibidos.

1. *Indecisión.* Cuando se necesita hacer una decisión, ¿tratas de modo sistemático de aplazarla? ¿Es ésta la manera en que tratas de escabullirte? Si es así, llevas dentro un elemento depresor que va a destruir tu tranquilidad e incrementará el sentimiento de que estás atrapado. Muchas personas depresivas se sienten impotentes: «Estoy entrampado. No veo manera de salir de aquí.» Podrías usar la misma energía, no para aplazar la decisión, sino para hacerla y llevarla a cabo. El usar tu energía para hacer una decisión constructiva es una buena manera de evitar la depresión.

¿Aplazas las decisiones porque tienes miedo a decir no? ¿Porque tienes miedo de herir a otro? Hay algunas situaciones de las que es imposible salir sin lastimar a otro. Cuando aplazas el tratar con estas personas acabas causándole dos veces más daño y tú acabas también deprimido. ¿Tienes miedo de decir sí? ¿Miedo de la responsabilidad del riesgo? Si te sientas y miras los dos cursos a seguir, acabas literalmente teniendo un doble ánimo. Y la persona de doble ánimo —dice Santiago— es inestable en todos sus caminos. (Ver Stg. 1:8.) La indecisión es a menudo el precursor de la depresión.

2. *La ira.* La definición más concisa de la depresión que conozco es: «La depresión es el furor congelado.» Si tienes un problema serio repetido con la depresión, es que no has resuelto la ira en alguna área de tu vida. De modo tan seguro como que la noche sigue al día, la depresión sigue a la ira reprimida, no resuelta o expresada de modo impropio.

3. *La injusticia.* Los perfeccionistas tienen un sentido desproporcionado de la justicia y la injusticia.

152

Tienen una profunda necesidad de enderezar los entuertos del mundo, corregir las cosas, arrancar las malas hierbas que crecen en el trigo. Ahora bien, este sentimiento es valioso; existe en cada reformador, en cada predicador y misionero; y hasta cierto punto debería existir en cada cristiano. Este sentido de injusticia, si es rendido, limpiado y controlado por el Espíritu Santo, puede ser un instrumento útil en las manos de Dios «para extender la santidad escritural y reformar la nación», como dijo John Wesley. Pero incontrolado, desequilibrado, con el problema básico de la ira detrás, sin resolver, el sentido de injusticia es muy destructivo, y produce depresión y desbarata las buenas relaciones personales.

Raramente he visto a un perfeccionista depresivo que no tuviera un tremendo sentido de injusticia. La única respuesta a esta ira profunda contra las injusticias de la vida es el perdón. ¿Quiénes son los que con más frecuencia tienen que ser perdonados? Los padres y miembros de la familia. Con frecuencia las raíces de la depresión se hunden en el subsuelo de la vida familiar anterior. Y a menos que aprendas a resolver de modo franco estas raíces de ira, a hacer frente a tu resentimiento y perdonar, vas a vivir en un invernadero en que va a florecer la depresión.

Una historia de perdón

Dos hermanas, María y Marta, eran como dos polos opuestos. María era extrovertida, una rubia vivaracha. Marta era quieta, morena, con mucho talento. Marta vino a verme a causa de una relación de noviazgo que se estaba desarrollando, la mejor amistad que había tenido con un chico hasta entonces. Traía también un buen fardo de problemas emocionales, mucha depresión y un sentimiento de crítica e ira en contra del joven. Marta esperaba poder amarlo y aprendía a hacerlo, pero la contrariaba el pensar que al mismo tiempo quería aporrearlo, causarle daño. Al mirar hacia atrás, se dio cuenta de que ésta era la pauta con los

153

chicos con que había salido en el pasado, y esto la asustaba.

Al hablar, empezó a salir resentimiento profundo a la superficie y procuró trabajar para resolverlo. Algunos de los sentimientos eran hacia su madre y su padre, y pudo perdonarlos, de modo que el amor reemplazó a la ira.

Pero un día se hizo evidente que el problema real de Marta era María. Y de repente empezaron a desfilar recuerdos enojosos por la pantalla de su imaginación. Hasta donde podía recordar, la vida estaba llena de comparaciones: comparaciones hechas por los padres, los maestros, los predicadores, los amigos, los vecinos.

Cuando empezamos a orar por la curación de estos recuerdos, y cuando Marta le dijo a Dios que estaba dispuesta a perdonar y ser perdonada y dejar que Dios cambiara sus sentimientos, fue como si el Espíritu Santo apartara una cortina, revelándole a Marta toda una cadena de nuevas ideas. Y en su oración empezó a exclamar: «¡Oh, Señor! Me doy cuenta de que todo lo que he dicho y hecho, pensado e intentado ha sido con referencia a María. ¡Ella ha regido mi vida; ella ha sido mi obsesión; ella casi ha tomado el lugar que te corresponde a Ti en mi vida!»

Marta nunca había escogido un vestido, o un curso en el *college*, o un amigo, o se había propuesto un objetivo, o hecho una decisión sin el sentimiento de que estaba en competición con María. Y todas las heridas e ira escondidas la habían esclavizado emocionalmente a su hermana mayor. Qué lucha fue el soltarlo, el perdonar lo que ella sentía eran las injusticias de las comparaciones, los favoritismos que puede que le fueran hechos o no. Al fin quedó agotada, y yo también. Pero después de aquel período de oración agónica Marta pudo perdonar de veras; quedó suelta y libre de la niña airada que quería competir y aborrecía, que llevaba dentro, y que nunca había crecido porque se había quedado congelada.

La mejor parte de la historia vino meses más tarde cuando ella dijo:

—Mire, he nacido verdaderamente de nuevo, lite-

154

ralmente. Mis depresiones son los cambios normales de humor ahora; ya no hay aquellas hondonadas profundas en que me hundía. Y, más que nada, he descubierto que soy una persona totalmente diferente de lo que pensaba. ¡Me siento libre! Tengo mis propias ideas, mis gustos. Hago mis propias decisiones y propongo mis propios objetivos. ¡Estoy muy contenta siendo yo misma!»

Incluso su expresión facial había cambiado y con el tiempo Marta llegó a ser una persona sana, libre para amar. ¿Por qué? Porque había hecho frente a su problema, su ira y su sentido de injusticia y había dejado que el amor de Dios los limpiara.

¿Hay ira congelada en algún punto de tu vida? ¿Hacia los padres? ¿Los miembros de la familia? ¿Sientes ira hacia Dios? Muchas personas tienen necesidad del perdón de Dios, no porque hayan hecho nada malo, sino porque le consideran a Él responsable. Ya es hora de hacer frente a tus propios y verdaderos sentimientos y resolverlos en una comprensión plena y franca de su amor.

Es posible que hayas de perdonar a tu cónyuge por errores pasados. Pero perdonar es también una extensión presente de gracia a la persona misma. Perdona a tu cónyuge por el hecho de que sea como es, incapaz de satisfacer algunas de tus necesidades. Algunas de las depresiones más serias en el matrimonio resultan cuando el esposo o la esposa piensa: «Pero, Dios mío, ¡yo tengo derecho a tener estos sentimientos! En realidad debo sentirlos, porque él/ella...» Y cuando decimos que tenemos derecho a considerar que nos sentimos engañados, o resentidos, o traicionados, ¡ya estamos en el camino de la depresión!

Es posible que te sientas deprimido porque te mantienes en la ira y rehúsas perdonar a la persona que tiene autoridad sobre ti. Hay que conceder que a veces algunos abusan de su autoridad. Pueden que obren mal. Pero tú necesitas perdonar a aquellos a quienes Dios en su providencia ha puesto en autoridad sobre ti. Si te niegas, no te sorprenda si tú y la depresión pasáis a ser compañeros íntimos.

Cuando Pablo escribió a la iglesia de Roma, dijo: «No nos venguéis vosotros mismos, amados, sino dejad lugar a la ira de Dios; porque está escrito: «Mía es la venganza, yo pagaré, dice el Señor... Si tu enemigo tiene hambre, dale de comer; si tiene sed, dale de beber... No seas vencido por el mal, sino vence con el bien el mal» (Ro. 12:19-21). La corrección de las ofensas y las injusticias y las maldades cometidas en este mundo es cosa de Dios, y Él advierte: «¡No os metáis en mis asuntos!»

Sin embargo, Él nos invita a unirnos a El en su tarea de perdonar y amar. «Antes bien, sed benignos unos con otros, misericordiosos, perdonándoos unos a otros, como también Dios os perdonó a vosotros en Cristo» (Ef. 4:32). No queráis saber nada de la idea de hacérselas pagar a alguien, sino de la idea de perdonar y amar.

Cuando renuncies a la ira y la hipersensibilidad ante una injusticia que se ha cometido contra ti, no tendrás problemas con el compadecerte de ti mismo, y tus depresiones van a disminuir inmediatamente.

Lutero y Seamands

Puede sorprendente saber que Martín Lutero escribió mucho sobre la depresión. Como su infancia había sido en extremo estricta, incluso en el terreno religioso, y había sufrido mucho, Martín Lutero estuvo batallando constantemente con una estimación propia deficiente y con la depresión. Nos ofrece gran cantidad de sugerencias, a la orden del día, sobre la manera de hacer frente a este problema. Voy a compartir algunas contigo, y añadiré algunas mías que he visto que son muy útiles.

1. *Evita el estar solo.* Cuando te sientes deprimido no quieres estar junto a otros. Pero no debes aislarte. El aislarse durante la depresión significa alienación. Esfuérzate en estar con los tuyos. Ésta es una de las áreas de mayor importancia, cuando tienes la posibilidad de hacerlo, en tus depresiones.

2. *Procura la ayuda de los demás.* Durante la depresión cambia el modo en que ves las cosas, tus percepciones. Una colina parece una gran montaña. Pero los amigos auténticos pueden ayudarte a ver la verdadera altura en perspectiva. No puedes sacarte tú mismo la depresión, como no puedes salir de una ciénaga tirando tú mismo de tus propios cabellos. Busca las situaciones y las personas que generan optimismo y gozo. En esto también tu decisión es decisiva.

3. *¡Canta! Haz música.* Ésta fue la única cura en los días de depresión para el rey Saúl. La armonía y la hermosura de la música de David elevaban el espíritu de depresión del rey Saúl (1 S. 16:14-23).

4. *Alaba y da gracias a Dios.* Todos los santos a lo largo de los siglos están de acuerdo en esto. Fue la manera en que Brengle salía de sus depresiones. No podía sentir la presencia de Dios ni orar realmente, pero daba gracias a Dios por la hoja del árbol o la hermosura del ala de un pájaro. Daba gracias por cosas sencillas, ordinarias. En esencia, Pablo le dijo a Timoteo: «Recuerda, y da gracias.» Esto es, en esencia, lo que vemos en 2 Ti., cap. 1. A los tesalonicenses no les dice: «*Sentíos* agradecidos por todo», sino «*Dad* gracias *en* todo» (1 Ts. 5:18).

5. *Apóyate bien en el poder de la Palabra de Dios.* Dios puede usar cualquier porción de las Escrituras para ayudarte durante los días de depresión, pero a lo largo de los siglos he hallado que los salmos son los que más se prestan a ello. Esto es así porque el salmista es el escritor que es más franco e íntimo, y que se abre a toda la gama de las emociones depresivas. Entre los 150 salmos, hay 48 que hablan de tu condición. Aquí tienes la lista que puedes comprobar: 6, 13, 18, 23, 25, 27, 31, 32, 34, 37, 38, 39, 40, 42, 43, 46, 51, 55, 57, 62, 63, 69, 71, 73, 77, 84, 86, 90, 91, 94, 95, 103, 104, 107, 110, 118, 121, 123, 124, 130, 138, 139, 141, 142, 143, 146 y 147.

El método más provechoso es leerlos en voz alta. Esto permite que el salmista sea como tu contemporáneo expresando sus sentimientos (y los tuyos) de abandono, desesperanza y melancolía, y su afirmación de fe y esperanza en Dios (y hay que esperar que la tuya también).

6. *Descansa confiadamente en la presencia del Espíritu de Dios.* El salmista proclama repetidamente el secreto de la liberación de la depresión. Él mismo decía: «Espera en Dios; porque aún he de alabarle, salvación mía y Dios mío» (Sal. 42:5).

Jesús usó el mismo concepto básico cuando consolaba a sus discípulos deprimidos la víspera de su partida. «Rogaré al Padre que os dé otro Consolador que esté con vosotros para siempre... No os dejaré solos en el mundo; vendré a vosotros... me veréis; porque yo vivo...» (Jn. 14:16, 18, 19).

Leí una vez las palabras de un hombre que fue sometido a cirugía del corazón. Dijo:

El día antes de la operación quirúrgica vino a verme al cuarto del hospital una enfermera muy simpática. Me tomó la mano y me dijo que se la apretara. ¡Yo pensé que era una buena idea!

«Mire —me dijo—, durante la operación mañana usted estará desconectado de su propio corazón y mantenido en vida mediante ciertas máquinas. Y cuando el corazón sea finalmente restaurado y la operación haya terminado, usted despertará en una sala especial para la recuperación. Pero usted se hallará inmóvil por lo menos durante seis horas. No podrá moverse, hablar o incluso abrir los ojos, pero estará perfectamente consciente y va a oír y saber todo lo que ocurre alrededor suyo. Durante estas seis horas yo estaré a su lado y voy a tener su mano entre la mía, como ahora mismo. Estaré con usted hasta que se haya recobrado del todo. Aunque se encuentre en un estado de impotencia absoluta, cuando sienta mi mano, usted sabrá que no le he abandonado.»

Ocurrió exactamente tal como me había dicho la enfermera. Me desperté, y no podía hacer nada. Pero podía sentir la mano de la enfermera en la mía durante aquellas horas. ¡Y esto era una inmensa diferencia!

La palabra predilecta de Jesús para la Presencia prometida del Espíritu Santo era *Paracleto* («El que está a vuestro lado»). Graba estas palabras de Jesús en tu mente hasta que sean parte de ti mismo, de modo que durante lo más hondo de la depresión sepas —no importa cuáles sean tus sentimientos— que Él está contigo.

Jesús conoció que querían preguntarle, y les dijo: «Indagáis entre vosotros acerca de esto que dije: "Todavía un poco, y no me veréis; y de nuevo un poco, y me veréis"? De cierto, de cierto os digo, que vosotros lloraréis y os lamentaréis, y el mundo se alegrará; vosotros os entristeceréis, pero vuestra tristeza se convertirá en gozo. ...ahora tenéis tristeza; pero os volveré a ver, y se gozará vuestro corazón, y nadie os quitará vuestro gozo. En aquel día no me preguntaréis nada» (Jn. 16: 19, 20, 22, 23).

Porque sabemos que toda la creación gime a una, y a una está con dolores de parto hasta ahora; y no sólo esto, sino que también nosotros mismos, que tenemos las primicias del Espíritu, nosotros también gemimos dentro de nosotros mismos, esperando la adopción, la redención de nuestro cuerpo.

Y de igual manera, también el Espíritu nos ayuda en nuestra debilidad; pues qué hemos de pedir como conviene, no lo sabemos, pero el Espíritu mismo intercede por nosotros con gemidos indecibles. Y el que escudriña los corazones sabe cuál es la mentalidad del Espíritu, porque conforme a la voluntad de Dios intercede por los santos.

Romanos 8:22, 23, 26-28

12

AYUDADORES SANADOS

Llegamos a una parte importante del proceso de curación, quizá la más importante de todas, porque revela el poder curativo de Dios en su momento culminante: su capacidad de tomar las heridas humanas y transformarlas para nuestro beneficio y para su gloria.

Hemos tratado de las distintas clases de gracia. Demos una mirada ahora a lo que me gusta llamar la *gracia puesta de nuevo en circulación*. Estuve una vez en una ciudad en la que había una inmensa instalación para procesar la basura. Era una instalación para transformar la basura en combustible para la energía: la energía contenida en los materiales de desecho era puesta de nuevo en circulación. De manera similar, la gracia circulante de Dios toma nuestras debilidades, nuestras emociones dañadas, el desecho de nuestras vidas y las transforma de maldición en bendición; algo que ahoga, aplasta, inhibe, en instrumentos para crecimiento y vida, para ser usado en su servicio.

No hay ningún punto en la Escritura que trate de esto con mayor profundidad o hermosura que Romanos 8:18-28. Aunque este pasaje tiene, sin duda, una aplicación mucho más amplia, quiere usarlo de modo particular acerca de la manera en que Dios puede cambiar a las personas que sufren y hacer de ellas ayudadores de otros.

Pablo empieza reconociendo el hecho de que vivimos en un mundo caído, imperfecto, doliente. Inmediatamente, alguien puede objetar. «Ya estoy cansado de predicadores que vuelven a repetir esto constantemente. ¿Por qué tiene que haber tanto dolor y sufrimiento en este mundo?»

Las importantes palabras en esta protesta son *este mundo*, y son precisamente el punto en que pone énfasis Pablo. Sufrimos porque es *este mundo*, no algún mundo de ensueño que quizá nosotros desearíamos tener, algún mundo utópico sobre el que podemos trazar fantasías y desear vivir en él. Vivimos en *este mundo* de después de la Caída, a este lado del Edén, este paraíso perdido en que entró el pecado por haberlo así querido los hijos de Dios. En *este mundo*, echado a perder por el mal, no ya el mundo perfecto planeado por Dios, con frecuencia —quizá siempre— tenemos que contentarnos con su voluntad condicional y permisiva. Pablo estaba diciendo realmente: «¡Enfrentaos con la realidad! No podéis volver al mundo anterior a la caída; no podéis vivir en un mundo de sueños.» Después dice que *todo* este mundo, la creación total desde lo inanimado al hombre, es deficiente. El mundo está sufriendo en espera de un nuevo nacimiento, una redención final para la naturaleza y la humanidad, en la cual seremos personas nuevas con cuerpos y mentes nuevas, y todo será recto y bueno.

Pablo no está diciendo que Dios *necesita* nuestros pecados y nuestras debilidades, nuestros fracasos y nuestros errores para poder obrar sus designios y su voluntad en este mundo. Pero, en este mundo caído, éstos son sólo los materiales con los cuales puede realizar su voluntad providencial y permisiva. Si pudiéramos seguir todo el daño y sufrimiento humanos, podríamos descubrir que en último término son el resultado del pecado de alguien, quizá muchas generaciones atrás. Si pudiéramos seguir una herida bastante tiempo atrás, podríamos ver que sigue a lo largo de muchas debilidades y emociones dañadas que han pasado a través de genes imperfectos, paternidad imperfecta y realización imperfecta.

Así que cuando alguien en mi despacho ha derramado su historia de penas y termina, a veces añade: «Pero una de las cosas que me han ayudado es que después he sabido que a él (o a ella) le ocurrió algo semejante, y que también sufrió a causa de sus padres, su familia, etc. Al saberlo, empecé a comprender e incluso sentí compasión.» Siempre estoy contento de oír esto, porque sé que la compasión puede traer aceptación, y la aceptación puede dar nacimiento al amor.

El que está a nuestro lado

Pablo aplica esta profunda teología a un área muy práctica: el lugar en que vivimos con nuestras emociones dañadas y nuestros problemas. «El Espíritu nos ayuda en nuestras debilidades» (Ro. 8:26). ¡Gracias a Dios! Él no nos deja solos; no somos abandonados a nuestros escasos recursos para que salgamos del atolladero como podamos, para vivir vidas de derrota. ¡No! Porque nuestro Médico herido, nuestro Sumo Sacerdote, Jesucristo, «fue tocado por los sentimientos de nuestras debilidades». Jesús, el Hijo de Dios, se identificó con nosotros los hombres cuando pasó a ser el Hijo del Hombre. No sólo conoce nuestras debilidades, sino también nuestros sentimientos. Comprende el dolor del rechazo, la ansiedad de la separación, el terror de la soledad y el abandono, las nubes negras de la depresión. Estas debilidades, estos golpes devastadores, Él los conoce, los comprende, los siente. Es nuestro Médico herido, el que fue «herido por nuestras transgresiones», que «llevó nuestras iniquidades y nuestras enfermedades».

Por el hecho de que Cristo es el Médico herido, porque comprende plenamente, cuando estaba a punto de dejar este mundo, prometió que no dejaría solos a sus amigos, sino que volvería a ellos, enviándoles el Consolador, el Paracleto. (Ver Jn. 14:16-18). *Para* significa «al lado», y *kaleo* significa «llamar». «Os enviaré a uno a quien podéis llamar para que venga a vuestro lado y os ayude en vuestras debilidades.»

Hemos de dar una mirada a la palabra griega que significa *ayuda*. Es una combinación de tres palabras: *sun*, «junto con»; *anti*, «en sentido opuesto»; y *lambano*, «echar mano, tomar». Cuando se ponen juntas, *sunantilambanotai*, significa «echar mano junto con nosotros hacia el otro lado». ¿No es interesante esta palabra griega? «Os enviaré un Paracleto, que estará a vuestro lado cuando lo llaméis, que os llevará al otro lado.»

Es útil incluso ser más técnicos en nuestros análisis de la palabra, porque esta palabra está en el modo indicativo y representa un hecho. Está en voz media, indicando que el Espíritu Santo está haciendo la acción; y está en tiempo presente, lo cual habla de una acción habitual, continua. ¡Él siempre está allí!

Aquí tenemos una de las grandes obras del Paracleto que consuela y aconseja. Siempre está dispuesto a echar mano de nosotros y llevarnos al otro lado de nuestra debilidad que nos deja inermes, aplastados, nuestra emoción dañada, nuestro penoso problema. No nos abandona por el hecho de que estemos heridos o que nuestra función y actividad sean pobres e imperfectas. Él es exactamente lo opuesto de la caricatura que ha formado de Dios el perfeccionista: el Dios que siempre está acosando: «¡Venga, venga! Un poco más. Puedes hacerlo mejor. ¡Si llegas a la altura yo te amaré!» El Paracleto es el Dios que comprende, que ve que estamos llevando una carga demasiado pesada para nosotros, que comprende que no podemos salir del cieno por nuestros propios medios, que viene a nuestro lado, echa mano de la pesada carga y su dolor y nos ayuda a levantarlo, haciendo posible que podamos llevar la debilidad que nos deja inermes. ¡Qué imagen tan hermosa!

Este verbo se encuentra sólo en otro lugar en el Nuevo Testamento, en Lucas 10:40. María estaba sentada a los pies de Jesús, gozando de su amor y sus enseñanzas. Marta estaba ocupada trabajando en la cocina, haciendo todo el trabajo. Marta estaba enojándose, como la olla que se calienta a fuego lento. Finalmente abre de golpe la puerta del porche de delante donde Jesús y María estaban sentados y exclama: «Jesús, ¿quieres decirle a María que venga aquí y *sunantilambano* a mí?» Ésta es la expresión gráfica de la palabra: el Espíritu Santo nos ayuda, nos lleva al otro lado.

Éstas son las buenas nuevas del Evangelio para las personas cuyas emociones han sido traumatizadas, magulladas:

▪ Dios nos ama, no porque seamos buenos, sino porque necesitamos su amor para poder ser buenos.

▪ Cristo, nuestro Sumo Sacerdote, llevó nuestros pecados y nuestras debilidades, no porque seamos buenos, sino porque le necesitamos a Él para poder ser buenos.

▪ El Espíritu Santo nos ofrece su presencia permanente y su poder que nos capacita, no porque seamos buenos, sino porque le necesitamos a Él para poder ser buenos. ¡Qué buenas noticias son éstas!

Aquí está la provisión completa de la gracia de Dios. El amor incondicional y aceptador del *Padre*, la identificación del *Hijo* como nuestro Sumo Sacerdote y Médico herido con nuestros pecados, nuestras debilidades, y la ayuda diaria, amante, estimulante del *Espíritu*.

¿Y en qué forma nos ayuda el Espíritu Santo en nuestras debilidades devastadoras? «Pues qué es lo que hemos de pedir como conviene, no lo sabemos, pero el Espíritu mismo intercede por nosotros» (Ro. 8:26). Sólo el Espíritu Santo conoce verdaderamente la mentalidad de Dios. Y sólo el Espíritu Santo nos comprende. Por el hecho de que Él comprende el interior de nuestro corazón y comprende el interior del corazón de Dios sabe cómo juntar a los dos. Y así el Espíritu mismo intercede por nosotros con gemidos indecibles.

Intercede por nosotros en conformidad con la voluntad de Dios.

«El que escudriña los corazones sabe cuál es la mentalidad del Espíritu» (v. 27). Si se cambia la palabra *corazones* por «subconsciente», creo que podremos entender lo que Pablo está diciendo. En lo profundo de este yo interior —este gran almacén de nuestros recuerdos, donde se encuentran todos nuestros dolores, penas y sufrimientos enterrados demasiado profundo para la oración ordinaria, a veces demasiado profundos para cualquier oración audible— es donde tiene lugar la curación emocional por la obra del Espíritu Santo. Es allí donde el Bálsamo de Galaad, que suaviza y limpia las viejas heridas, trae perdón, repara el daño y derrama el amor de Dios trayendo curación. El Paracleto no sólo viene a nuestro lado, sino que entra dentro de nosotros.

¡Y lo mejor aún no ha llegado! Con mucha frecuencia citamos Romanos 8:28 fuera del contexto. Es el paso final de toda esta serie correctiva. La antigua traducción decía: «Y sabemos que todas las cosas cooperan para bien de los que aman a Dios»; pero sabemos que las cosas, de por sí, no hacen esto. Por desgracia, las *cosas*, a veces, trabajan incluso en contra de nosotros. Pero lo que dice es: «Y sabemos que Dios hace que todas las cosas obren para bien de los que aman a Dios.» *Dios* obra en las cosas y a través de las cosas, haciendo que las circunstancias cooperen para nuestro bien. ¡Esto es diferente, porque pone el énfasis en el Padre, no en el destino! De las cosas y las circunstancias pasamos a Dios, una Persona de amor y designio. El que Dios haga que todas las cosas cooperen para bien es la mayor parte de todo el proceso de curación; que Él pueda cambiar las heridas en visión profunda para ayudarnos a que nosotros ayudemos a otros es el mayor milagro de todos.

Sin esto la curación no podría considerarse total, porque la curación total es más que el suavizar los recuerdos penosos, más que el perdonar y ser perdonado por resentimientos dañinos, incluso más que el volver a programar nuestra mente. La curación es el milagro de la gracia de Dios que nos renueva, que quita lo malo y hace que se transforme en bueno, que transforma los problemas y hace de ellos integridad y utilidad.

Esto no significa que todas las cosas dañosas que hemos estado describiendo eran la voluntad intencional de Dios para nuestras vidas. Dios no es el *Autor* de todos los sucesos, pero sí es el *Señor* de todos los sucesos. Esto significa que no hay nada que te suceda que Dios no pueda usar y no haya de usar para bien si tú le entregas tu vida y le permites que obre en ti.

Dios no cambia la naturaleza real, de hecho, del mal que ocurre. Hablando humanamente, no hay nada que la pueda cambiar; sigue siendo algo malo, trágico, sin sentido, y quizás injusto y absurdo. Pero Dios puede cambiar el significado de ello para tu vida total. Dios puede tejerlo, incorporarlo en el diseño y propósito de tu vida, de modo que todo se encuentre dentro del círculo de su actividad redentora y renovadora.

Dios es el gran Alquimista que, si le dejas, va a transformarlo todo en oro espiritual. Es el Tejedor supremo que puede emplear los hilos de toda herida, todo trauma, todo daño, toda enfermedad paralizante y tejerla en su diseño; sí, ¡incluso si los hilos fueron hilvanados por manos malvadas, ignorantes y necias!

Cuando tú cooperas con el Espíritu Santo en este proceso de oración profunda y curación interior, entonces Dios no sólo te reparará, te enmendará, sino que te renovará y hará de ti el medio de servir a otros. Entonces podrás mirarlo y decir: «Es obra del Señor, y es maravilloso ante nuestros ojos.»

Betty

Betty y su marido vinieron para que les aconsejara. Yo sabía que eran cristianos piadosos y consagrados que se preparaban para la obra de Cristo, y que su matrimonio era sólido. Sin embargo, recientemente había habido algunas dificultades en la relación entre los dos y un sentimiento depresivo creciente por parte de Betty. Las lágrimas fluían de sus ojos en abundancia la primera vez que nos vimos, lágrimas que la dejaron sorprendida. Ella pensaba que ya se habían acabado para ella desde hacía muchos años, pero ahora parecían volver, sin que pudiera controlarlas, dejándola en una situación embarazosa.

Cuando Betty volvió por segunda vez, empezó a compartir su historia conmigo. Sus padres se habían visto obligados a casarse porque su madre estaba encinta con ella. Fue un matrimonio no deseado y Betty tampoco era querida. (Puedo decir entre paréntesis que si éste es el caso en tu vida, un día u otro tienes que hacer las paces contigo mismo y aceptarlo.)

Cuando Betty tenía tres años y medio, su madre volvió a quedar embarazada. Sin embargo, su padre había dejado embarazada a otra mujer al mismo tiempo. Esto llevó a conflictos serios y finalmente a un divorcio. Los recuerdos que Betty tenía de todo ello eran increíblemente claros. Recordaba de modo vívido el día final cuando su padre salió por la puerta y abandonó la casa. Recordaba que estaba en su propia cuna en la habitación en que la escena final tuvo lugar; y escuchó la sañuda pendencia y el momento terrible en que partió. Había dejado en ella un núcleo de dolor profundo. Fue en medio de la reexperiencia del incidente durante la hora de oración para la curación de sus recuerdos que el Señor nos llevó directamente a aquella cuna.

Jesús puede hacer esto porque todo el tiempo está en presente para Él. Él es el que dijo: «Antes que Abraham fuese, yo soy» (Jn. 8:58). Nuestros recuerdos están todos delante de El, que es el Señor del tiempo. Durante este momento de curación Betty emitió un grito de dolor desgarrador que había estado enterrado desde hacía muchos años. Le dije: «Betty, si hubieras podido decir algo a tu padre desde la cuna en aquel momento, ¿qué le habrías dicho?» Y, de repente, el Espíritu Santo devolvió a su memoria exactamente lo que ella había sentido en aquel momento de desolación total. Y clamó llorando, no con la voz de un adulto, sino con los sollozos de una niña de tres años: «¡Oh papá, por favor, no me dejes!» Y todo el terror y el dolor de aquel momento salió «con gemidos indecibles».

Más tarde, al orar juntos, me di cuenta de que si tuviéramos que traducir el grito de abandono de Cristo en la Cruz («Dios mío, Dios mío, ¿por qué me has abandonado»?) en una paráfrasis para un niño, no podríamos mejorar las palabras de Betty: «¡Papá, por favor, no me dejes!» Y al instante comprendí que, por el hecho de lo que Jesús había experimentado en la Cruz, Él comprende los gritos que oímos tan frecuentemente hoy de millones de niños: «¡Papá —o mamá—, por favor, no me dejes!» Pero ellos se marchan. Y el Médico herido comprende estos gritos y es afectado por los sentimientos de estos niños.

Esto fue el comienzo de una profunda curación en la vida de Betty. Sin embargo, yo quería que ella experimentara la sanidad completa prometida en Romanos 8:28. Así que le dije que procurara comprender el significado de su vida. ¿Dónde estaba Dios cuando ella empezó su vida? ¿Había hecho las paces con las circunstancias de su nacimiento a través de un embarazo indeseado? Me contestó que no.

Me sentí impulsado a darle una asignación rara, una asignación que he dado sólo muy pocas veces en todos mis años de práctica de aconsejar.

—Betty —le dije—, voy a darte trabajo para casa y quiero que dediques algún tiempo a meditar y orar sobre él. Quiero que te imagines el mismo momento de tu concepción. Imagínate el momento particular en que una célula de vida de tu padre entró en la célula de vida de tu madre y *tú* entraste en existencia. Fue entonces que irrumpiste en la historia humana. Cuando pienses en esto, hazte una pregunta: «¿Dónde estaba Dios en aquel momento?»

Betty aceptó la asignación en serio. Cuando nos vimos al cabo de una semana, me dijo lo que había sucedido:

—Mire, los dos o tres primeros días estuve pensando que todo era una tontería. Lo único en que podía pensar era en el versículo de la Escritura que dice: «En pecado me concibió mi madre.» Pero después del tercer día, cuando me sentía reacia a meditar sobre ello, empecé a llorar. Era un llorar diferente del corriente. Estaba saliendo una oración desde dentro de mí, y la escribí.

Me la entregó y, con su permiso, voy a transcribirla:

> Oh, Dios, mi corazón salta con el pensamiento que Tú, mi amado Padre, nunca me has abandonado. Tú estabas allí cuando fui concebida en la lujuria de los hombres. Tú me mirabas con tu amor de Padre incluso entonces. Tú estabas pensando en mí en la matriz de mi madre, planeando en tu divino conocimiento la persona que yo había de ser, moldeándome a tu imagen.
>
> Conociendo el dolor que me esperaba, Tú me diste una mente que pudiera mantenerme por encima del mismo, hasta el momento en que Tú podrías curarme.
>
> Tú estabas allí cuando mi madre me dio a luz, mirándome con ternura, ocupando el lugar que correspondía a mi padre. Tú estabas allí cuando yo lloré lágrimas de amargura, del niño cuyo padre le ha abandonado. Tú me mecías en tus brazos durante todo este tiempo, suavemente, con tu dulce amor.
>
> Oh, ¿por qué no me daba cuenta de tu presencia? Incluso cuando era niña estaba ciega a tu amor, incapaz de comprender su profundidad y anchura.
>
> Dios, mi querido Padre, mi corazón se había vuelto de hielo, pero la lumbre de tu amor está empezando a calentarlo. Ya puedo sentir de nuevo. Tú has empezado a obrar en mí un milagro de curación. Confío en Ti y te alabo. Tu bondad y misericordia han estado siempre conmigo. Tu amor nunca me ha abandonado. Y ahora los ojos de mi alma se han abierto. Te veo por lo que eres, mi querido Padre. Conozco tu amor y ahora estoy dispuesta a perdonar. Por favor, haz mi curación completa.

Betty había llegado al estadio final de la curación, cuando Dios quita todas las heridas que ella le había entregado, y las había curado con su amor renovador y salvador. Pero entonces Dios hizo aún algo más: hizo uso de Betty como ayudador en la sanidad de otros.

Un domingo por la mañana hice algo en mi sermón que sólo hago muy raramente. Con el permiso expreso de Betty presenté la historia anterior. Desfiguré los detalles de forma que nadie pudiera identificarla, puesto que yo sabía que ella estaba en la congregación. Al final del servicio invité a las personas a que se presentaran ante el altar en la tarima frontal si deseaban que se orara para su curación emocional. Hubo un buen número que respondieron. Betty estaba sentada junto a una amiga, que empezó a llorar profusamente durante el momento de la invitación, pero que no había dado el paso. Betty se le acercó, puso el brazo alrededor de su amiga y le pidió si quería ir con ella y orar. La señora estaba dudando, insistiendo en que sus problemas eran demasiado profundos y que Betty realmente no podía entenderlos.

En aquel momento hubo dentro de Betty una verdadera lucha: ¡sabía lo que Dios le estaba *pidiendo,* y ella pensaba que Él le pedía algo que era demasiado! Pero al cabo de pocos minutos sabía lo que tenía que hacer. Así que se inclinó hacia la amiga y le susurró al oído: «No te asustes: yo le di permiso al Dr. Seamands para que contara la historia esta mañana. *¡Yo soy Betty!*» Su amiga la miró dudando si debía creerlo.

—Sí —insistió la otra—, yo soy Betty, y puedo entenderte.

Las dos se levantaron, fueron al altar y pasaron un buen rato en oración. Éste fue el comienzo de la curación en la vida de la amiga de Betty. Cuando Betty me lo contó, había en sus ojos el brillo de un ayudador que ha sido sanado. ¡Dios había transformado sus sufrimientos en curación y ayuda a otros!

El otro que está al lado

Muchos pensamos que sólo podemos ministrar a partir de la fuerza: que sólo podemos traer a Dios la máxima gloria cuando somos victoriosos y podemos causar impresión en la gente con los puntos fuertes que defendemos. Pero Pablo dijo que sólo hay dos cosas de las cuales podemos gloriarnos. La primera es la

173

Cruz de Cristo (Gá. 6:14), quizás el punto máximo de debilidad en toda la historia humana, la última palabra en la injusticia, que Dios transformó en la salvación de todo el mundo. La otra es que podemos gloriarnos en nuestras debilidades (2 Co. 12:9, 10). ¿Por qué? Porque la fuerza de Dios se perfecciona en nuestras debilidades. Como cristianos somos llamados a ser ayudadores sanados, activados no por la fuerza, sino por la debilidad.

Con frecuencia, en el despacho de aconsejar, alguien comunica problemas profundos que dejan perplejos. Siempre hay la tentación de producir una gran impresión, hacer ver que se es un consejero sagaz, que se mueve dentro de su fuerza y da buenos consejos.

Pero entonces el Espíritu Santo susurra: «David, ponte en su sitio, déjale participar al otro de ti mismo. Éste no es un "paciente", no es un "caso" (¡odio este término!); éste es un ser humano que sufre. Déjale participar de tus propias debilidades, de tus emociones dañadas, de tus luchas. Comparte con él en qué forma el Espíritu te ha ayudado a ti en tus debilidades.»

No es raro que me resista y entre en discusión con el Espíritu: «Pero, Señor, esto no puedo hacerlo, porque esta alma ha venido a mí como pastor. Me respeta; me ve fuerte y prudente y cree que tengo respuesta para todos sus problemas.»

Al poco, sin embargo, suelo ceder a la suave presión y sigo sus instrucciones. Y cada vez que lo hago, su promesa de 2 Corintios 12:9-10 se verifica, puesto que Dios tiene oportunidad de ejercer su poder, y entonces su fuerza se perfecciona en mi debilidad y a través de ella.

Una y otra vez he sido parte de esta curación profunda cuando Dios repara los daños, quita el dolor y sana las debilidades y entonces las usa para algún bien y en su gloria.

Lo que he experimentado en la vida yo mismo, he visto que tenía lugar en las vidas de muchos otros. ¡Me atrevo a creer que puede suceder también en la tuya!

174